KB112643

오늘의
두통을
내일로
미루지
말라!

오늘의 두통을 내일로 미루지 말라

발행일   2018년 9월 21일

지은이   권 준 우, 배 상 우
펴낸이   손 형 국
펴낸곳   (주)북랩
편집인   선일영   편집   오경진, 권혁신, 최승헌, 최예은, 김경무
디자인   이현수, 김민하, 한수희, 김윤주, 허지혜   제작   박기성, 황동현, 구성우, 정성배
마케팅   김회란, 박진관, 조하라
출판등록   2004. 12. 1(제2012-000051호)
주소   서울시 금천구 가산디지털 1로 168, 우림라이온스밸리 B동 B113, 114호
홈페이지   www.book.co.kr
전화번호   (02)2026-5777   팩스   (02)2026-5747

ISBN   979-11-6299-335-4 13510 (종이책)   979-11-6299-336-1 15510 (전자책)

잘못된 책은 구입한 곳에서 교환해드립니다.
이 책은 저작권법에 따라 보호받는 저작물이므로 무단 전재와 복제를 금합니다.

이 도서의 국립중앙도서관 출판예정도서목록(CIP)은 서지정보유통지원시스템 홈페이지(http://seoji.nl.go.kr)와
국가자료공동목록시스템(http://www.nl.go.kr/kolisnet)에서 이용하실 수 있습니다.
(CIP제어번호: CIP2018029597)

(주)북랩 성공출판의 파트너

북랩 홈페이지와 패밀리 사이트에서 다양한 출판 솔루션을 만나 보세요!

홈페이지 book.co.kr   •   **블로그** blog.naver.com/essaybook   •   **원고모집** book@book.co.kr

오늘의
두통을
내일로
미루지
말라!

권준우 · 배상우 지음

북랩 book Lab

두통은 사람들이 가장 흔하게 경험하는 신경계 증상이다. 대부분의 두통은 시간이 지나거나 간단한 진통제만 먹어도 사라진다. 그러나 일부 두통·질환은 진단과 치료가 어려워 환자와 의사 모두를 고민에 빠뜨린다. 또한 환자들은 혹시 자신의 생명을 위협하는 치명적인 질환으로 인해 머리가 아픈 게 아닌가 하는 두려움을 갖고 그 해답을 찾기 위해 신경과 전문의를 찾기도 한다. 저자인 권준우 선생과 배상우 선생은 늘 각종 뇌 질환자들을 돌보느라 바쁜 일정을 보내는 신경과 전문의다.

저자들은 진료실 또는 일상생활 속에서 실제 겪는 일화들을 중심으로 여러 종류의 두통원인질환들을 참신한 포맷으로 설명하고 있다. 두통 환자들의 몸과 마음, 그리고 환경과 습관 속에서 발생할 수 있는 두통 문제들을 마치 수필을 쓰는 것처럼 쉽게 풀어 이야기한다. 깊이 있는 임상지식과 경험에 더해 문학적 소양까지 넉넉히 갖추고 있음을 엿볼 수 있다.

그 밖에도 이 책의 장점을 돋보이게 하는 부분이 눈에 띈다. 그것은 두통의 원인질환에 대한 설명의 말미마다 2018년에 최종 확정 발표된 국제두통학회 두통·질환분류 3판의 분류 및 진단기준을 친절하게 인용해 놓은 점이다. 그 질환이나 원인에 대해 좀 더 깊이 이해하고 싶은 독자들이 참고서로도 쉽게 활용할 수 있도록 세심한 배려를 한 것이다. 따라서

이 책은 일반대중이나 환자들은 물론이고 두통 환자를 자주 진료하는 의사들에게도 좋은 참고서 역할을 할 수 있다. 정확한 최신의 참고문헌까지 일일이 찾아 붙이는 과정은 결코 쉽지 않았을 것이다.

추천사를 쓰는 필자는 현재 대한신경과학회를 책임지고 있는 이사장으로서 이 저서를 통해 신경과 영역에 새로운 가치를 크게 더한 두 분의 노고에 깊이 감사드린다.

다른 의학 분야처럼 두통의학은 급속도로 발전하고 있고, 거기에 세월이 갈수록 저자들의 임상경험은 더욱 넓게, 그리고 더욱 높이 쌓일 것이므로 그것들을 체계적으로 정리해 개정판이나 증보판을 계속 발간할 수 있기를 간절히 바란다.

마지막으로 귀한 저서에 추천사를 쓸 수 있는 기회와 지면을 할애해 준 두 저자에게 찬사와 감사의 인사를 드린다.

2018년 9월
성균관의대 삼성서울병원 신경과 교수
대한신경과학회 이사장 및 아시아두통학회 회장
정진상

나는 두통 환자입니다

나는 두통 환자다. 언제 처음 두통을 느꼈는지는 잘 모르지만, 초등학생 때부터 머리가 자주 아파 습관처럼 이마를 손으로 꾹 눌러댔던 기억이 난다. 고등학생에 이르러 학업스트레스에 의한 두통은 절정에 달했고, 대학생이 되니 술과 담배 연기 때문에 머리가 깨질 듯했다. 목 관절에서 시작된 통증은 뒷덜미를 타고 정수리로 올라갔다. 잠을 자고 일어나면 뒷머리가 망치로 때리는 듯 아팠다. 깨어날 때 머리가 아플까 봐 밤에 잠드는 것조차 무서웠다.

가장 인상적인 두통은 바로 조짐 편두통이었다. 환자를 진료하는데 갑자기 볼펜 끝이 안 보였다. 볼펜으로 차트에 글씨를 써야 하는데 시야 한가운데가 까맣게 되어버린 것이다. 당황해 고개를 들어 환자를 쳐다봤는데, 이번에는 환자의 얼굴이 보이지 않았다. 내 시야 가운데가 마치 블랙홀처럼 까맣게 뻥 뚫려버렸다. 알고 보니 그것은 편두통의 시각 조짐이었다. 편두통이 발생하기 전에 암점이나 반짝거리는 게 보이는 시각 증상이 나타날 수 있는데, 내게 그 시각 조짐이 나타난 것이다. 앞이 보이지 않는 탓에 진료를 할 수 없어 당황했던 기억이 난다.

십수 년 동안 다양한 두통을 앓으면서도 나는 그때마다 진통제를 먹으며 두통 증상을 해결하는 데 급급했다. 하지만 언젠가부터 두통이 생기는 것을 예방하는 법을 깨우치기 시작했다. 목의 통증을 예방하기 위해 베개를 바꾸고, 잠자는 자세를 바꿨다. 수면부족이나 수면과다를 피하고 술·담배를 멀리했다. 향수도 쓰지 않고 아침 식사를 챙겨 먹었다. 그 외에도 여러 가지 원인들을 찾고 교정했다.

그 결과, 지금의 나는 두통으로부터 상당 부분 해방되었다. 물론 두통이 전혀 없는 것은 아니지만 빈도와 강도가 확연히 줄었다. 더 이상 두통약에 의존하지 않게 된 것이다.

신경과 의사로서 두통 진료를 하다 보면 안타까운 마음이 들 때가 많다. 분명히 두통을 일으키는 원인이 있을 텐데 그것을 찾아내 주지 못하는 미안함이다. 두통의 원인은 생활패턴과 깊은 연관이 있는데, 짧은 진료시간 동안 그 원인을 일일이 확인하는 것은 현실적으로 어렵다. 미안한 마음을 덜기 위해 두통의 예방법을 찾아 끄적이던 글들이 어느새 책한 권 분량이 되어버렸다. 덕분에 두통 환자에 있어 가장 흔한, 혹은 흥미로운 101가지의 두통 원인을 책으로 엮게 되었다.

여기에는 진료실에서 미처 나누지 못한 이야기를 책으로나마 함께하고 싶은 마음을 담았다. 단 한 분의 두통 환자라도 이 책을 읽고 도움을 얻었으면 하는 바람이다. 또한 두통을 공부하는 의학도를 위해 국제두통질환분류 제3판(ICHD-3)의 질환분류를 적어두었으니 참고가 되었으면 좋겠다.

1. 오늘의 두통을 내일로 미루지 말라

2. 놀기만 했을 뿐인데 두통이 생기다니

3. 두통을 일으키는 음식은 따로 있다

4. 여자라는 이유만으로

5. 잠을 잘 자는 것도 복이다

6. 차라리 운동하지 마라

7. 두통은 마음의 병이다

8. 눈은 두통을 보여주는 거울이다

9. 자연이 우리를 힘들게 한다

10. 외상은 두통의 흔한 원인이다

11. 아픈데 머리까지 아프다니

12. 약이라고 해서 모두 좋은 것만은 아니다

13. 신경세포가 두통을 일으킨다

14. 혈관질환을 예방하라

15. 응급두통이란?

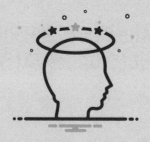

1

오늘의 두통을
내일로 미루지 말라

의사는 왜 두통의 원인을
속 시원히 이야기해주지 않을까

두통을 심하게 앓고 있는 환자가 병원에 찾아왔다. 왜 머리가 아픈지 알 수 있을 거라는 기대를 품고 있을 것이다. 하지만 대부분은 명쾌한 답을 듣지 못한 채 찜찜한 마음으로 처방전만 들고나온다. 왜 그럴까?

두통 환자를 진찰할 때 의사가 가장 관심을 갖는 부분은 '생명을 위협할 정도로 위험하거나 응급상황을 발생시킬 수 있는 두통인가?'다. 가장 대표적인 것이 뇌출혈이다.

갑작스러운 두통과 구토 증상으로 한 환자가 외래를 방문했다. 서둘러 응급 CT를 찍으려는데 갑자기 의식을 잃고 쾅당 쓰러졌다. 병명은 거미막하출혈이었다. 다행히 그는 시술을 받고 위기를 넘길 수 있었다.

이런 응급상황을 구분해내는 것이 첫 번째다.

그다음으로 생각하는 것은 '지금 바로 검사를 시행해야 하는 환자인가?'다. 뇌종양을 놓치면 안 된다. 뇌수막염이 의심되면 뇌척수액검사를 해봐야 한다. 몸 안에 염증이 있는 경우 염증관련물질이 열과 두통을 일으킬 수 있다.

이런 위험한 상황이 아니라면, 여러 가지 정보를 얻을 여유가 생긴다. 두통의 양상을 물어본다. 머리의 어느 부분이 아픈지, 띵 하게 아픈 것인지 욱신욱신 거리는지, 찌르는 것 같은지, 따끔따끔한지, 뭔가 터질 것 같은 느낌인지 확인해본다. 그다음 얼마나 자주 아픈지, 한 번 아프면 얼마나 오래 가는지, 머리가 아플 때 나타나는 다른 증상들은 없는지 꼼꼼히 따져본다. 그리고 결론을 내린다.

"긴장형두통이시네요."
"환자분의 증상은 편두통과 유사합니다."

환자는 의사의 말에 고개를 끄덕인다. 그리고는 고개를 갸웃거린다.

"그런데, 왜 두통이 생긴 거예요?"

이때부터 의사의 고뇌가 시작된다. 긴장형두통을 일으키는 원인은 수없이 많다. 스트레스가 주원인이라 하지만, 스트레스라고 하는 것 자체가 수많은 상황에 의해 만들어지게 된다. 긴장형두통이라는 것은 어디까지나 진단명일 뿐이다.

감기를 예로 들어보자. 감기의 증상은 콧물, 가래, 기침, 고열 등이다. 의사는 환자의 증상을 듣고, 청진을 하고, 열을 재본 후 최종적으로 감기라는 결론을 내린다.
이때 환자가 감기의 원인이 무엇이냐고 묻는다면, 의사는 이렇게 대답할 것이다.

"감기의 원인은 감기 바이러스입니다."

옳은 대답이다. 하지만 동시에 부족한 대답이다. 감기 바이러스가 왜 내 몸에서 감기를 일으켰는지, 어떻게 하면 다시 감기에 걸리지 않을지에 대해 설명해야 한다. 혹시 추운 곳에서 오래 있었던 적은 없는지, 주변에 감기에 걸렸던 사람은 없는지, 외출했다가 집에 오면 손을 씻는지 등등을 물어보고 결론을 내린다.

"추운데 밖에서 친구를 기다리느라 오래 서 있으셨다고요? 추운 곳에 오래 있다 보면 면역력이 떨어져서 감기에 걸리기 쉽습니다. 너무 추운 곳을 피하도록 하세요."

이렇게 설명해야 환자가 다시 감기에 걸리지 않는다. 감기약을 먹고 증상이 나아진다고 해도, 다시 추운 곳에서 오들오들 떨다 보면 감기가 찾아올 수밖에 없다. 병명도 중요하지만 병에 걸리게 된 이유도 중요하다.

두통도 마찬가지다. 진단도 쉽지 않지만 두통의 원인이 무엇인가 하는 질문에는 더욱 답하기 힘들다. 너무나도 많은 원인들이 있기 때문에 하나하나 조사하기 힘든 까닭이다. 한정된 진료시간 내에 두통의 원인을 밝힐 수 있다면 좋으련만, 대부분은 명확한 원인을 찾지 못한다. 결국 시간에 쫓겨 대증적인 치료만 하게 되고, 두통을 일으킨 원인을 제거하지 못하니 두통은 계속 재발할 수밖에 없다.

안타깝게도 외래를 방문한 환자가 그 자리에서 두통의 원인을 정확히 밝혀낼 확률은 그리 높지 못하다. 짧은 외래 진료시간 안에 환자의 생활 패턴을 모두 확인하는 건 현실적으로 어려운 일이다. 또한 의사가 아무리 열심히 원인을 찾아내려고 해도 환자 스스로가 자신에게 어떠한 점이 문제였는지를 떠올리지 못한다면 두통의 원인은 점점 미궁에 빠져들 수밖에 없고 오히려 의사의 두통만 심해지게 된다.

의사는 두통을
정복하지 못했다

두통은 언제부터 시작되었을까? 아마 인류가 존재하기 시작한 그때부터 두통도 함께하지 않았을까 싶다. 지능이 발달하고 뇌를 사용할 일이 많아질수록 두통의 빈도도 높아졌을 것이다. 인류의 역사는 두통의 역사라고 말해도 과언이 아니다.

기원전에는 두통이 신의 저주나 악마에 의해서 생기는 것이라 믿기도 했다. 그렇기에 여러 가지 주문이나 부적 등으로 치료를 하려고 했다. 그 외에도 일부러 피를 뽑는다거나 하는 여러 가지 민간요법들이 사용되었다. 사슴껍질, 암소의 뇌, 염소의 변, 비버의 고환 등 요즘으로서는 상상도 하기 힘든 것들이 두통의 치료제로 사용되었으나 결국 두통에서 벗어날 수는 없었다.

두통의 현대적인 이해가 시작된 것은 17세기에 이르러서였다. 뇌막이나 뇌신경, 두개내혈관(頭蓋[1]內血管) 등이 두통에 관여하고 있다는 것이 밝혀졌다. 19세기에는 편두통의 연구가 활발해졌고 20세기에 많은 약물들이 개발되어 두통 환자들을 고통으로부터 해방시켰다.

---

1 두개(頭蓋) - 의학 용어로 머리뼈를 가리킨다.

하지만 현대 의학도 두통을 완전히 정복하지는 못했다. 두통 증상을 완화시키는 약은 있어도 두통이 발생하는 것을 원천 차단하는 약은 없다. 아니, 그렇게 할 수도 없다. 두통은 그 자체로 질환이기도 하지만, 다른 병의 증상이기도 하기 때문이다.

고등학생 시절, 에릭 시걸의 소설 『닥터스』를 읽은 적이 있다. 하버드 의대생들의 치열한 삶을 그린 소설인데, 거기서 이런 장면이 나온다. 하버드 대학 입학식에서 한 교수가 연설을 하다 26이라는 숫자를 크게 써놓고 말한다.

"인류에게는 수천수만 가지 질병이 있지만 치료약이 개발된 것은 단 26개뿐입니다. 나머지는 제군들의 몫입니다."

그 말을 아직까지도 잊지 못한다. 오랜 시간이 흐른 지금도 인류에게는 아직 정복하지 못한 질환이 많다. 치료제라고 나온 약들은 대부분 증상을 완화시키거나 악화를 막는 약이지, 질병 자체를 없애지는 못한다.

두통도 마찬가지다. 두통에 대해 많은 연구가 이루어졌고 수많은 약이 개발되었지만 한 번 복용하는 것으로 평생 두통으로부터 해방되는 그런 묘약은 없다. 두통은 평생 조심하며 살아가야 하는, 인류가 정복하지 못한, 그리고 정복할 수도 없는 증상이다.

두통 환자의 99%는
뇌에 이상이 없다

두통은 1년 유병률이 45~70%로 알려져 있다. 무슨 뜻이냐면, 1년 동안 두통을 호소하는 사람이 100명 중 45명~70명 정도 된다는 것이다. 또한 일생 동안 약 90%의 인구가 적어도 한 번 이상 두통을 경험한다고 한다. 두통을 한 번도 겪지 않는 사람은 거의 없다는 뜻이다.

이렇게 두통을 앓는 사람들이 많다보니 병원도 많이 찾아오게 된다. 의사는 환자의 증상에 대해 이야기를 듣고 진단을 내린다. 환자의 90% 는 이러한 병력 청취에서 진단명이 나온다. 두통의 대부분은 원발두통이기 때문이다. 하지만 병력청취에서 정확한 진단이 나오지 않거나 추가적인 정보가 필요할 경우 뇌 영상 검사나 혈액검사를 진행하게 된다.

이러한 검사를 통해 두개내의 원인질환이 밝혀지는 환자의 비율은 얼마나 될까? 두통 환자의 1% 정도라고 한다. 어떻게 생각하면 많고, 또다르게 생각해보면 참 낮은 수치다. 바꿔 말하자면, 두통 환자의 99%는 뇌에 이상이 없다는 뜻도 된다.

두통으로 병원에 온 환자 중 상당수는 내가 말을 꺼내기도 전에 "뇌 CT 검사 좀 받고 싶어요."라고 말한다. 머리에 뭐가 있지 않고서는 이렇게 아플 수가 없다고 투덜댄다. 하지만 막상 검사를 해보면 대부분 정상

소견이다.

뇌 CT 검사를 받고 정상이라는 설명을 들은 환자는 다행이라는 듯 잠시 미소를 지었다가, 곧바로 머리를 갸웃거리게 된다.

"뇌에 이상이 없는데 왜 머리가 아프죠?"

두통이 발생하는 원인은 뇌 자체의 문제가 아니라 생활습관이 잘못되어 있거나, 식생활에 문제가 있거나, 두통을 유발시킬 수 있는 요인을 주변 환경에서 제거하지 않았기 때문이다.

두통을 발생시키는 범인들은 주변에 모셔놓은 채, 애꿎은 뇌 탓만 하니 안타까울 뿐이다.

의사는 왜
진통제를 남발하는 걸까

감기 치료에 있어 우리나라 의사들의 항생제 처방 비율이 높다는 것은 이미 많이 알려진 사실이다. 어느 다큐멘터리를 보니 외국의 의사들은 한국 의사가 처방한 약에 대해 경악을 금치 못했다. 약이 너무 과하게 처방되었다는 것이다. 어차피 감기는 시간이 지나면 저절로 낫는 병인데 이렇게 무리하게 약을 쓰는 건 이해할 수 없다고 했다.

그런 반응도 이해가 된다. 감기가 저절로 낫는 질환이라는 것도 맞는 말이다. 하지만 나는 그렇게 많은 약을 처방한 한국 의사들도 이해가 된다.

한국 특유의 정서 중 '빨리빨리'가 있다. 음식을 시키고 5분밖에 안 지났는데도 왜 음식이 안 나오나 두리번거린다. 배달도 수리도 빨리빨리 되지 않으면 난리가 난다. 우리나라의 인터넷 문화가 이렇게 발전한 것도 빨리빨리 문화가 영향을 미친 바가 클 것이다.

빨리빨리 문화는 의료에서도 마찬가지로 적용된다. 하루라도 빨리 나아야지, 만약 증상이 좋아지는 기미가 보이지 않으면 바로 난리가 난다. 병원에 와서 불평을 하는 게 아니라 아예 다른 병원으로 가버린다. 우리나라에서 감기 환자에게 약을 처방하지 않는 개인병원이 있다면 아마 몇 달 안에 문을 닫게 될지도 모른다. 그러다보니 증상을 빨리 호전시키는 약만 찾게 되는 것이다.

두통도 마찬가지다. 두통이 생기게 된 원인에 대해 몇 가지 물을라치면, 환자의 인상부터 구겨진다. 아파 죽겠는데 한가하게 직업이나 식생활 같은 걸 물어보니 짜증이 날만도 하다.

몇 가지 질문을 받던 어느 환자는 피식 웃으며 이렇게 말했다.

"그냥 약이나 좀 주세요."

이런 일을 몇 번 당하고 나면 의사도 깨닫는다. 환자는 지금 당장 두통이 나아지는 것을 바란다는 걸. 어쩌면 당연한 일일지도 모른다. 진통제를 처방해 환자의 증상이 좋아지면 저 병원 약이 참 잘 듣는다고 오히려 더 좋게 소문이 난다. 병원은 호황이 될지 몰라도 의사로서는 착잡하다. 그렇다고 환자를 탓할 수는 없는 일이다. 당장 아파 죽겠는데 이것저것 물어보면 더 아프게 마련이다.

하지만 그 두통이 지나간 후에, 도대체 왜 내 머리가 아팠는지 한 번쯤은 곱씹어보는 시간을 갖는 것이 또 다른 두통을 예방하는 데 큰 도움이 될 것이라 믿는다.

사실
병은 따로 있었다

갑작스러운 두통으로 병원을 방문한 30대 후반 여자환자였다. 어딘가 기운이 없어 보였지만 다른 특이사항은 없었고, 뇌 CT 검사에서도 이상 소견이 없었다. 약을 투여했으나 증상은 호전되지 않았다. 그렇게 몇 주가 지난 후, 뭔가 놓친 게 있지 않을까 하는 생각이 들었다. 마침 오후 늦은 시간이라 여유가 있었고 그녀에게 혹시 다른 문제가 있지 않으냐고 물었다. 그녀는 어색하게 웃으며 별일 없다고 했지만, 이야기를 이어가던 중 결국 고민을 털어놓고 말았다.

남편이 바람났다고 했다.

다른 여자와 놀아나는 걸 알게 된 후, 그 여자와 남편이 있는 곳에 쳐들어가 크게 싸움판을 벌였다. 결국 남편으로부터 그 여자를 떼어놓을 수 있었고 남편도 가정으로 돌아왔지만, 밤마다 그 여자의 얼굴이 떠오르고 가슴이 답답해 미쳐버릴 것만 같다고 했다.

한참을 이야기하며 눈물을 닦아내던 그녀는, 내 진료실을 나설 즈음에는 한결 밝고 가벼워진 얼굴을 하고 있었다. 그 후 그녀는 내 진료실에 오지 않았다. 남편과의 문제가 해결되어 두통이 나아진 것인지, 아니면 내게 고민을 털어놓고 한참 동안 울었던 것이 해소의 빌미가 되었는지는 모르지만 병원에 오지 않는다는 것은 두통이 호전되었다는 뜻이 아닐까.

병은 따로 있었다. 두통이 생기는 원인이 있었던 것이다. 남편의 바람기 때문에 썩어들어가는 속이 문제가 된 것이다. 정작 고쳐야 할 병은 내버려 둔 채, 두통약만 들이붓는 실수를 했다.

두통 환자의 이야기를 잘 들어보면, 그럴만한 사연들이 있었다. 보증을 잘못 서서 많은 빚을 진 후 두통이 생긴 아저씨. 직장을 바꿨는데 낯선 업무 때문에 스트레스가 쌓이는 사람. 남편이 바람난 아주머니⋯ 이런 분들께 진통제가 들을 리가 없다.

문제는 이런 스트레스의 원인에 대해 의사에게 말하기를 꺼려하는 환자가 많다는 것이다. 솔직히 낯선 의사에게 술술 풀어놓을 정도의 일이었다면, 애초에 스트레스 받을 거리가 아니었을 것이다. 남에게 말 못 할 가슴 아픈 일이었으니 그것이 병이 되고 두통을 일으킨 게 아니겠는가.

두통을 일으키는 병은 따로 있다. 그것이 마음의 병이라 할지라도, 어딘가에 분명히 있다. 환자가 그것을 말하지 못할 수도 있고, 그것이 병이라는 것을 인지하지 못해 모를 수도 있다. 하지만, 분명히 두통을 일으키는 병은 따로 있다.

두통이 낫지 않으면
불행하게 산다

"두통, 그거 약 먹고 참으면서 살면 되는 거 아니에요?"

뇌에 이상이 없는데 군이 귀찮게 두통 유발요인을 없애고 식습관을 바꾸고 그럴 필요가 있느냐고 되묻는 환자가 있다. 1년에 한두 번 두통이 있다면야 그래도 좋을 것이다. 하지만 두통이 잦은 사람은 꼭 원인을 해결해야 한다. 그래야 인생이 행복해지기 때문이다.

영국과 미국, 캐나다 등에서 진행된 연구 결과를 보면, 편두통 환자의 85~90%가 두통 때문에 가사 활동을 미룬 적이 있고, 30~45%에서는 사회활동이나 여가활동에 문제가 있었다고 한다. 미국에서 편두통 환자 때문에 발생하는 간접비용은 200억 달러에 이른다.

두통 환자는 스트레스 상황에 효과적으로 대처하지 못한다는 연구결과도 있다. 두통이 없는 사람은 스트레스 상황에서 적극적으로 해결방안을 찾으려 한다. 하지만 두통 환자는 스트레스에 맞서는 것이 아니라 회피하거나 체념하는 등 소극적으로 대처한다. 문제의 원인을 자기 탓으로 돌리거나 스스로 비판하기도 한다. 또한 두통 환자는 자신의 삶의 질이 낮다고 생각한다. 신체건강 뿐만 아니라 정신건강 영역에서도 만족도가 떨어진다.

두통으로 인해 생활 전반에 부정적인 영향을 받게 되는 것이다.

두통으로 병원에 오시는 할머니께서 어느 날 필자에게 하셨던 말씀이 생각난다. 만성적인 두통과 관절염으로 힘들어하시던 할머니는 필자에게 신세 한탄을 하시면서 한숨을 푹 내쉬었다.

"이렇게 힘들게 사느니 그냥 죽어버리는 게 낫지 않겠소."

통증이 없었더라면 할머니가 그렇게 비관적인 말을 할 리가 없었을 것이다. 단지 두통이 있다는 이유만으로 세상 살기 싫어지게 되는 것이다.

두통을 치료하는 것은 단지 통증을 피하기 위해서가 아니다.

인생 자체가 불행해지는 것을 막기 위함이다.

두통은
멈추라는 신호다

　당뇨 환자에게 교육하는 것 중 하나가, 상처를 조심하라는 것이다. 당뇨를 오래 앓으면 손발의 감각이 떨어지게 된다. 말초신경이 손상되면서 기능을 잃게 되고, 그 탓에 손발이 저리거나 마취된 듯 무감각해진다. 당뇨가 오래된 환자는 발바닥의 감각을 잃어 마치 구름 위를 걷는 것 같다고 표현하기도 한다. 통증을 잘 못 느끼기 때문에 발에 상처가 나도 모르고, 혈액순환이 좋지 못하니 상처가 낫지 않고 썩어 들어가 결국 발가락을 절단해야 하는 경우도 생긴다.

　말초신경이 온전한 사람은 조금만 다쳐도 펄쩍 뛴다. 아프기 때문이다. 통증은 사람에게 꽤나 성가신 것이지만, 위험을 피할 수 있도록 해준다는 의미에서는 꼭 필요한 것이기도 하다. 일종의 위험신호다. 이러한 위험신호체계가 망가진 당뇨 환자들은 위험이 다가와도 그것을 감지하지 못하고 결국 상처나 화상을 입게 된다.

　두통도 마찬가지다. 머리에 통증이 생기는 이유는 **무언가가 잘못되어가고 있기** 때문이다. 정신적인 스트레스를 받고 있거나, 몸에 맞지 않은 음식을 과다하게 먹거나, 뇌압이 올라가거나 염증물질이 증가하거나 하는 등, 우리 몸을 해칠 수 있는 여러 가지 요인들이 포착되면 우리 몸은 그것을 두통으로 발현시킨다.

두통은 빨간불이다. 멈추라는 신호다.

스트레스가 위험수위에 올랐으니 하던 일을 멈추고 잠시 기분전환을 하라는 뜻이다.

구부정한 자세를 오래 유지하고 있으니 허리를 펴고 스트레칭을 하라는 경고다.

몸에 안 좋은 음식을 그만 먹으라는 신호다.

몸에 병이 생겼으니 얼른 병원에 가서 치료를 하라는 신호다.

두통을 질환으로 생각할 것이 아니라 우리 몸이 망가지는 것을 막아주는 경고음으로 생각해야 한다. 그렇기에 두통은 약을 먹어서 해결할 것이 아니라 두통을 유발시키는, 우리 몸을 망가뜨리는 원인을 찾아 교정해줘야 하는 것이다.

진통제는
진통제일 뿐이다

만성두통 환자 한 분이 병원에 오셨다. 동네 병원에서 두통으로 약을 처방받아 먹었는데, 아무리 먹어도 증상이 낫지 않아서 오셨다고 했다. 자세히 이야기를 들어보니 약이 효과가 없는 것은 아니었다. 다만 약을 먹으면 그때만 반짝 효과가 있고, 시간이 지나면 다시 두통이 생겼다. 왜 이러는지 모르겠다며 답답해했다.

생각해보면 그리 이상한 일도 아니다. 병원에서 처방하는 두통약은 크게 두 가지다.

하나는 증상을 완화시키는 약이고 또 하나는 증상을 예방하는 약이다. 그리고 증상을 완화시키는 약의 대표적인 것이 바로 진통제다.

진통제는 두통을 유발시키는 생리기전을 차단하여 증상을 낫게 한다. 하지만 그것뿐이다. 두통의 증상을 나아지게 할 수는 있을지언정 원인을 해결하지는 못한다.

예를 들어 보자. 잘못 날아든 새가 물탱크에 빠져 죽어버렸다. 그 후로 수도꼭지에서 나오는 물에서 냄새가 나기 시작했다. 급한 대로 정수기를 달아 물을 정화해 마셨다. 물은 맑아졌지만, 정수기 필터의 수명이 다하면 다시 냄새가 났다. 정수기 필터를 여러 번 갈아줬지만 수명이 다할 때마다 물에서 냄새가 나곤 했다.

내가 말하고자 하는 바를 이해할 수 있을 것이다. 진통제는 정수기 필터와 같은 것이다. 일시적으로 상황을 좋게 만들어준다. 하지만 근본적인 해결은 하지 못한다.

물탱크의 물을 맑게 해주려면 정수기 필터를 갈아줘야 하는 게 아니라 물탱크에 담긴 새의 사체를 꺼내야 한다. 원인을 해결해야 하는데 당장 머리 아픈 게 나아지니 진통제에 의존하는 셈이다.

진통제는 진통제일 뿐이다. 진통제는 한자로 鎭痛劑라고 한다.

진압할 진(鎭). 아플 통(痛). 말 그대로 통증을 누르는 약이다.

진통제는 증상을 완화시킬 뿐, 두통을 해결하지는 못한다. 두통을 해결하려면 원인이 무엇인가를 파악하고 그 원인을 없애기 위해 노력해야만 한다.

몸이 편안하면
두통은 생기지 않는다

한때, 나는 두통 종합병원이었다. 중학생 때부터 두통이 심해졌는데, 생각해보면 학업에 의한 스트레스 때문이었던 것 같다. 하루 종일 책을 보고 문제만 풀다보니 머리가 안 아플 수가 없었다.

대학생 시절 PC통신에 빠져있던 나는 항상 구부정한 자세로 타이핑을 치느라 나쁜 자세를 계속 유지할 수밖에 없었고, 대학 2년 때부터 피우기 시작한 담배는 두통을 더욱 악화시켰다. 원체 술을 못 마시는데, 선배들의 강권에 못 이겨 과음을 한 다음 날에는 머리가 빠개질 것만 같았다. 불규칙한 생활을 하다 보니 아침에 일어나면 머리가 띵했다. 30대가 넘어가니 조금만 책을 읽어도 목 부위부터 시작된 통증이 머리 전체로 퍼져나갔다. 급기야 편두통 증상까지 나타났다. 머리 한쪽이 욱신욱신 아팠고, 그때마다 두통약을 먹으며 위기를 넘겼다. 아마 그 두통들이 지금까지 계속되었더라면, 정말 불행한 삶을 살았을지도 모른다.

하지만 두통이 왜 생기는가에 대해 공부하고 원인을 제거하고자 노력한 결과, 지금은 두통이 생기는 횟수가 현저히 줄어들었다. 가끔 두통이 생기지만 약을 먹지 않고 스스로 증상을 완화시키는 경우가 많고, 증상이 심할 때에만 두통약을 먹는 것으로 해결하곤 한다.

내 두통이 해결된 이유는 간단하다. 몸을 편안하게 만들었기 때문이다.

말했듯이, 두통은 빨간불이다. 위험이 다가오고 있다고 경고하는 신호다. 바꿔 생각해보면, 위험에 다가가지 않으면 두통은 생기지 않는다.

나는 현재 담배를 피우지 않는다. 담배를 끊은 이후로 여러 가지 좋은 현상이 나타났다. 항상 연기가 가득 찬 것처럼 멍하던 머리가 맑아졌고 찌뿌드드하던 몸도 개운해졌다. 담배와 함께 항상 쫓아다니던 두통도 사라졌다.

책을 읽거나 컴퓨터를 할 때도 가끔 자세를 바꿔주고 목과 어깨를 풀어준다. 목 근육이 경직되어 두통이 생기기 전에 미리 예방하는 것이다.

몸은 항상 올바른 상태로 유지되기를 스스로 바란다. 하지만 우리가 자신의 몸을 함부로 대할 때, 몸은 두통이라는 방법으로 경고를 한다. 어쩌면 두통은 우리 스스로가 만드는 증상일지도 모른다.

몸이 편안하고 올바르면 두통도 나타나지 않는다. 그러니 두통을 어떻게 치료할까 고민하는 것보다, 어떻게 하면 우리의 몸을 좀 더 편안하고 올바르게 할 수 있을까를 생각하는 것이 두통으로부터 우리를 해방시키는데 도움이 될 것이다.

자신을 가장 잘 아는 것은
자기 자신뿐이다

진료실에서 두통 환자를 진찰하다 보면 가끔 너무하다는 생각이 든다. 자신의 증상에 대해 몇 가지 언질만 툭 던져놓고는 '어디, 내 두통의 원인을 맞춰보시지?'라는 표정으로 나를 바라보는 분들이 있다. 자신은 아픈 사람일 뿐이고, 병을 진단하고 치료하는 건 의사의 임무이니 알아서 하라는 것이다.

이런 환자를 진료할 때마다 나는 '도대체 저보고 어쩌라는 건가요?'라고 묻고 싶어진다. 의사는 관상쟁이가 아니다. 얼굴만 보고 진단을 내릴 수는 없다. 진료는 환자와 의사가 서로 정보를 공유하고 협력하여 질병의 진단을 도출해내는 과정인데, 한쪽이 리듬을 맞추지 못하면 다른 한쪽이 많이 힘들어진다.

의사는 환자의 머릿속에 들어가 볼 수 없다. 정답을 아는 것은 환자고, 의사는 그 정답으로 가는 길을 함께 찾아가는 동반자일 뿐이다. 환자가 스스로 정답을 찾으려 하지 않는다면 의사와 환자는 함께 손을 잡고 고통의 가시덤불로 들어가게 된다.

자신을 가장 잘 아는 것은 자기 자신뿐이고, 그렇기에 스스로 생활패턴에서 어떠한 문제점이 있는지 파악하는 것이 가장 중요하다. 몇 분간의 진료로 사람을 모두 알 수 있다면 얼마나 좋을까. 하지만 현실은 그렇지 못하다.

자신을 가장 잘 아는 자기 자신이야말로 두통의 원인을 밝히는데 가장 적합한 사람이다.

곰곰이 한번 생각해보기 바란다.

무엇이 나의 두통을 일으키는지 말이다.

오늘의 두통을
내일로 미루지 말라

만성 두통을 앓는 분들께 그동안 어떻게 치료를 해왔느냐고 물으면 대부분 이렇게 대답한다.

"그냥 약국에서 약 사 먹고 버텨왔는데, 그래도 계속 머리가 아파서 마음먹고 병원에 왔어요."

약국이나 편의점에서 구입할 수 있는 진통제는 많고, 대부분의 두통은 진통제 몇 알로 쉽게 증상이 해결되곤 한다. 그렇기에 병원에 오지 않고 약을 드신 행동이 잘못된 것은 아니다. 정작 문제인 것은, 그렇게 자주 머리가 아픈데도 '왜 머리가 아플까?'에 대한 원인을 찾으려는 노력을 하지 않은 것이다.

진통제는 상황을 모면하게 해주는 미봉책일 뿐이다. 원인을 찾아서 제거하지 않으면 다시 머리가 아플 텐데, 그것을 찾는 게 귀찮으니 그냥 두통약 한 알 먹고 넘기는 것이다. 두통의 원인은 그대로 남아있으니 결국 시간이 지나면 다시 두통이 재발하게 된다.

나는 만성 두통 환자분께 이렇게 말씀드리고 싶다.

"오늘의 두통을 내일로 미루지 마십시오."

두통약을 먹는 것은 두통을 해결하는 것이 아니라, 내일로 미루는 것뿐이다.

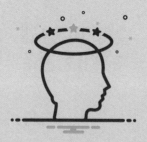

놀기만 했을 뿐인데
두통이 생기다니

본격적으로 두통의 원인에 대해 알아보도록 하자.

열심히 일하고 즐겁게 노는 사람이야말로 인생을 제대로 즐길 줄 아는 사람이 아닐까.

하지만 행복하고 즐거운 시간에도 두통이란 불청객이 찾아오게 마련이다. 그저 친구와 이야기하며 술을 마시고 연인과 달콤한 사랑을 나누었을 뿐인데 왜 두통이 생기는 걸까.

그 범인을 찾아보자.

술을 마시면 왜
숙취가 생길까

술이 두통을 일으킨다는 사실은 이미 잘 알려져 있다. 흔히 숙취라 표현하는 음주 후의 불쾌함, 두통, 오심은 애주가라면 흔히 겪어봤을 증상이다.

술은 친목과 유흥에 있어 뺄 수 없는 요소다. 남자 둘이 만나 술 한 잔 없이 저녁을 먹다 보면 왠지 어색하기까지 하다. 회식에서도 술은 필수요소다. 술기운이 오르면서 서로 마음에 담아두었던 이야기를 하고, 분위기가 흥겹게 된다. 하지만 다음 날 아침, 지끈거리는 두통을 느끼는 사람들이 많다. 바로 숙취 두통이다.

일반적으로 술을 마신 후 머리 양측에서 욱신거리는 듯한 두통이 5~12시간 이내에 발생하며, 사흘 이내에 사라진다. 이런 두통을 의학적으로는 지연알코올유발두통이라 부른다. 술을 마신 후 3시간 이내에 두통이 발생하는 즉시알코올유발두통도 있지만 드문 편이다.

알코올은 체내로 들어오면 아세트알데히드를 거쳐 아세트산으로 분해되는데, 아세트알데히드를 분해하는 효소가 부족한 사람은 체내 아세트알데히드 농도가 높아져 여러 가지 증상이 나타나게 된다. 심장이 빨리 뛰고, 얼굴이 빨개지고, 두통이 생기는 것들이 대표적이다.

이러한 알코올의 대사물질이 분해, 배출되지 못해 숙취가 발생한다는 주장도 있고, 알코올 금단에 의한 증상이라는 이야기도 있다. 실제로 숙취가 있을 때 알코올을 섭취하면 증상이 빠르게 호전되는 것을 느낄 수 있으니, '해장술'이라고 불리는 것이 아주 허튼소리는 아니다.

소주보다 막걸리나 와인을 마시면 숙취가 오래간다는 이야기가 있고, 한 가지의 술만 마시는 것보다 여러 가지 술을 섞어 마시면 다음 날 두통이 심하다는 속설이 있으나, 아직까지 명확하게 기전이 밝혀진 바는 없다. 다만 레드와인의 경우 티라민(tyramine)을 함유하고 있어 편두통을 유발할 수 있으니 편두통 환자라면 피하는 것이 좋다.

알코올에 의한 두통이 심한 경우 진통제로 증상을 완화시킬 수 있으나, 진통제의 대부분은 간을 거쳐 대사되기 때문에 술로 인해 과부하가 걸린 간에 부담을 주어 간독성이 증가될 수 있으니 주의가 필요하다. 대부분의 지연알코올유발두통은 3일 이내에 자연적으로 호전되니 증상이 심하지 않다면 굳이 약을 먹을 필요는 없다.

ICHD-3 8.1.4 알코올유발두통
Alcohol-induced headache
ICHD-3 8.1.4.1 즉시알코올유발두통
Immediate alcohol-induced headache
ICHD-3 8.1.4.2 지연알코올유발두통
Delayed alcohol-induced headache

스마트폰이
거북목 증후군을 야기하다

요즘 지하철 광고가 많이 사라졌다. 예전에는 지하철에 앉을 때 앞사람과 시선이 마주치는 것이 불편해 일부러 벽에 붙어 있는 광고판을 읽곤 했다. 자연스럽게 지하철 내의 광고판은 최고의 인기를 끌었다.

하지만 요즘은 빈 광고판이 많다. 사람들도 더 이상 고개를 들어 광고판을 바라보지 않는다. 그저 고개를 푹 숙이고 스마트폰을 꺼내서 게임을 하거나 카톡을 주고받을 뿐이다.

세상의 변화는 거북목 증후군을 야기했다. 사실 거북목 증후군은 공식적인 의학 용어가 아니다. 정상적인 목뼈는 앞쪽으로 볼록하게 휘어져 있는데, 그것을 경추 전만이라 부른다. 경추 전만이 사라지고 고개가 앞으로 빠져 목이 일자가 되는 것을 거북목 증후군 혹은 일자목 증후군이라 하는데, 컴퓨터가 발달하면서 의자에 앉아 구부정하게 모니터를 쳐다보는 자세를 지속하다 보니 이런 증상을 호소하는 사람이 많이 늘었다.

고개가 앞으로 빠질수록 목뼈에 하중이 걸리는데, 거북목 증후군을 앓는 사람은 약 15kg까지 하중이 걸릴 수 있다고 한다. 15kg짜리 역기를 목에 매달고 있는 것이나 마찬가지니 당연히 목과 어깨의 근육에 무리가 가고, 통증이 발생할 수밖에 없다.

요즘은 스마트폰을 사용하는 사람들이 많은데, 화면이 작다보니 고개를 더 숙이게 되고, 따라서 거북목 증후군이 발생할 가능성이 높다. 되도록 스마트폰의 높이를 높게 해 등과 목을 수그리지 않게 하는 것이 중요하다. 자주 스트레칭을 해주는 것도 좋다.

ICHD-3 11.2 목질환에 기인한 두통
Headache attributed to disorder of the neck
ICHD-3 A11.2.5 경부근막통증에 기인한 두통
Headache attributed to cervical myofascial pain

전자담배는
해롭지 않다?

20여 년 전만 해도 우리나라에서는 거의 대부분의 장소에서 담배를 피울 수 있었다. 하다못해 식당, 대학 휴게실, 카페, 기차 등등 요즘은 생각도 못 할 장소에서 공공연히 담배를 피우곤 했다.

하지만 지금은 금연 장소가 많아져서 흡연자들이 담배를 피울 장소가 마땅치 않다. 조금만 담배 냄새가 나도 사람들이 눈치를 준다.

담배는 백해무익한 기호식품인데, 때로는 두통을 일으키기도 한다.

담배가 두통을 일으키는 기전은 명확치 않으나, 저산소증에 의한 것으로 생각된다. 담배를 한동안 안 피우다가 한 대 피우면 머리가 띵하게 어지럽고 정신을 잃을 것 같은 느낌이 드는데, 이는 뇌로 가는 산소량이 줄어들어 발생하는 것으로 알려져 있다. 담배에 포함된 니코틴이 두통을 유발할 수도 있다. 담배 냄새가 원인이 되기도 한다.

요즘은 담배 냄새가 많이 나지 않는다는 이유로 전자담배를 이용하는 사람들이 많은데, 안 좋은 성분이 들어있는 것은 마찬가지다. 특히 일반 담배를 피울 때는 괜찮던 사람이 전자담배를 피우고 두통을 호소하기도 하는데, 이는 니코틴의 양 때문으로 생각된다. 전자담배의 니코틴 함량이 부정확해 두통이 일어날 수 있으며, 그 외에도 전자담배에 함유되어 있는 글리세린이 두통의 원인이라는 이야기도 있다.

　담배를 지속적으로 피우다 보면 두통을 못 느끼기도 하는데, 담배 자체가 해로운 성분을 많이 함유하고 있으니 두통을 자주 앓고 있다면 아예 담배를 끊는 것이 좋겠다.

ICHD-3 10.1 저산소증 그리고/또는 고탄산혈증에 기인한 두통
Headache attributed to hypoxia and/or hypercapnia
ICHD-3 8.1.10 두통 외의 목적으로 간헐적으로 사용된 약물에 기인한 두통
Headache attributed to occasional use of non-headache medication
ICHD-3 8.1.13 기타 물질의 사용 및 노출에 기인한 두통
Headache attributed to use of or exposure to other substance

나는 왜 3D 영화만 보면
멀미를 할까

3D 영화가 매우 인기 있던 때가 있었다. 그리고 최근에는 VR이 뜨고 있다. 영화 「아바타」가 나왔을 때만 해도 사람들이 3D 영화에 엄청나게 열광했는데, 너무 자주 보다보니 요즘은 그리 신기하지도 않다.

간혹 두통이 너무 심해 3D 영화를 볼 수 없다고 하는 사람이 있다. 영화를 박진감 넘치게 보고 싶어도 볼 수가 없으니 답답할 뿐이다. 왜 그럴까?

눈의 초점을 맞추는 방식이 일반 풍경을 보는 것과 다르기 때문이다. 눈동자의 초점을 맞춘다는 것은 안구의 운동과 수정체의 변형이 동시에 자연스럽게 일어나면서 발생하는 것인데, 3D 영화를 보는 경우 3차원으로 움직이는 영상을 따라가다 보면 평소의 안구 및 수정체 운동과는 다른 이질감을 느끼게 된다. 또한 체성감각, 전정신경 등에서 들어오는 정보가 시각정보와 일치하지 않아 멀미를 일으키기도 한다.

그렇다면 3D 영화를 두통 없이 보는 방법은 없을까? 외국 사이트들을 찾아보니 3D영화를 볼 때 두통을 없애는 방법이 나와 있었다.

간단하게 말하자면, 초점이 맞는 부분만 보라는 것이다.

감독이 보여주고자 하는 부분만 따라가면 두통이 덜 발생하는데, 감독이 보여주고자 하지 않은 덜 중요한, 초점을 맞추기 힘든 부분을 보려고 노력하다보니 두통이 생긴다는 것이다. 두통 때문에 재미있는 3D 영화를 포기하는 것은 아쉬우니 참고해보길 바란다.

ICHD-3 11.3.2 굴절이상에 기인한 두통
Headache attributed to refractive error
ICHD-3 11.3.3 사위 또는 사시(잠복 또는 지속사시)에 기인한 두통
Headache attributed to heterophoria or heterotropia (latent or persistent squint)

비행기만 타면
머리가 아파요

해외여행이 보편화되면서 비행기를 타고 외국으로 놀러가는 사람들이 많아졌다. 휴가기간 동안 휴양지에 다녀오기도 하고, 주말을 이용해 일본이나 홍콩에 다녀올 수도 있다. 이처럼 해외여행도 당일치기 혹은 1박 2일이 가능한 시대다.

간혹 비행기가 이륙할 때, 그리고 착륙할 때 두통을 호소하는 사람이 있다. 바로 항공여행에 기인한 두통인데, 85% 이상이 착륙 때 나타난다. 머리 뒤통수에서부터 날카롭게 찌르는 듯한 두통이 앞머리 쪽으로 넘어오는 경우도 있고, 코와 눈 사이가 깨질 듯이 아프다고 표현하기도 한다. 귀가 아플 때도 있다.

이런 사람들의 병력을 자세히 청취해보면 비염이나 축농증 등 비부비동의 염증소견을 가지고 있는 분들이 많다. 현재까지 원인이 명확히 밝혀져 있지는 않으나, 알려진 바에 의하면 저산소증 혹은 비행기가 이륙하고 착륙할 때 생기는 기압의 변화 때문에 발생한다고 한다. 특히 비행기가 착륙하는 경우 기압이 갑자기 높아지게 되는데, 비부비동염이 있는 사람은 점막부종, 콧물 등으로 부비동이 막혀 있는 상태이기 때문에 부비동 안이 진공효과를 보이게 된다. 이런 진공효과 때문에 부비동 점막의 부종은 더욱 심화되고 울혈, 혈종 등을 일으켜 두통을 일으킨다는 것이다. 대뇌혈관의 수축에 의해 생긴다는 이론도 있다.

비염이 있는 경우 비염 스프레이가 효과적일 수 있다. 비행기를 타기 전에 미리 비염 약을 먹는 것도 도움이 될 것이다.

비부비동질환이 없는 경우에는 대부분 30분 이내에 저절로 호전되기 때문에 특별한 치료가 필요하지는 않다.

ICHD-3 10.1.2 항공여행에 기인한 두통
Headache attributed to aeroplane travel
ICHD-3 11.5 코 또는 부비동에 기인한 두통
Headache attributed to disorder of the nose or paranasal sinuses

섹스할 때 흥분할수록
머리가 아프다

20대 여성이 진료실에 방문했다. 흥분을 하면 두통이 생긴다 했다. 화를 낸다는 건 뭔가 스트레스를 받았다는 이야기가 될 테니, 두통이 생기는 건 크게 이상할 일이 아니라 했다. 그런데 환자가 웃으며 그 흥분이 아니라고 말했다. '화를 내는' 흥분이 아니라 성행위를 할 때 너무 기분이 좋아서 흥분하다 보면 머리가 깨질듯이 아프다는 뜻이었다. 엉뚱하게 이해한 내가 무안했던 기억이 난다.

의외로 성교 시에 두통을 호소하는 사람이 꽤 많다. 이럴 때의 두통은 정말이지 불청객이 아닐 수 없다. 예전에는 이런 두통을 성교 두통·오르가즘 두통이라 불렀고, 요즘은 '성행위와 연관된 원발 두통'이라고 부른다. 성적 흥분이 증가할수록 두통의 강도가 심해지고, 오르가즘이 최고조에 달할 때 머리가 터져나가는 듯한 두통이 발생하는 게 일반적이다. 짧게는 수 분 만에 좋아지지만 최대 3일까지 지속될 수도 있다.

남성에게 더 자주 나타나며, 당연하겠지만 성행위의 빈도가 높을수록 두통 횟수도 많아지게 된다. 시간이 지나면서 저절로 사라지기도 하지만, 두통이 너무 심하다면 성행위를 하기 30분 전에 두통약을 미리 복용하는 것도 고려해볼 수 있다.

성행위와 연관된 원발두통에서 중요한 것은, 경우에 따라 거미막하출혈, 동맥박리 등을 가지고 있음에도 모르고 지나갈 수 있다는 것이다. 그렇기에 성행위를 할 때 두통이 처음 나타났다면 이러한 뇌질환을 꼭 감별해야 한다. 만약 두통과 함께 오심이나 구토, 감각이상 등의 증상이 발생했다면 즉시 병원에서 진료를 받는 것이 좋다.

ICHD-3 4.3 성행위와 연관된 원발 두통
Primary headache associated with sexual activity

비아그라는
그곳에만 작용하는 게 아니다

세상에서 가장 유명한 약은 무엇일까? 순위를 정하기는 힘들겠지만 아마도 비아그라가 열손가락 안에는 들 것이다. 발기부전치료제의 대명사와 같은 약인데, 원래는 협심증 치료제로 개발된 약이다. 임상실험을 하고 약을 수거하려는데 임상실험 참가자들이 좀처럼 약을 반납하지 않으려 했다. 왜 그런가 알아봤더니 음경이 발기되는 부작용이 있었던 것이다.

'비아그라(viagra)'라는 이름 자체가 정력(vigor)과 나이아가라폭포(Niagara)를 합친 합성어라고 한다. 이름만 들어도 어마어마한 효과가 느껴진다. 강한 남자(?)가 되기 위한 노력은 수천 년 전부터 이어져 왔으며 각종 해괴한 보양강정제들이 사용되었는데, 대표적인 희생물이 바로 바다표범과 사슴이었다. 바다표범의 음경(해구신)과 사슴의 뿔(녹용)이 정력에 좋다는 소문에 매년 수만 마리의 바다표범이 희생되었는데, 비아그라의 개발 이후 인기가 줄어 비아그라가 생태계에 이로운 영향을 미쳤다는 연구결과도 있다.

발기부전 환자를 위한 치료제지만 좀 더 강한 남자가 되고 싶은 욕망에 사로잡힌 이들이 환자가 아님에도 불구하고 약을 복용하는 일이 비일비재한데, 간혹 비아그라의 부작용 때문에 고생하기도 한다. 가장 대표적인 것이 안면홍조와 두통, 소화불량 등이다.

발기란 남성 성기가 성적 자극에 의해 무의식적으로 크고 단단해지는 현상으로, 음경에 존재하는 음경해면체와 요도해면체 내의 혈류 증가로 인한 충혈 때문에 발생한다. 성적 자극에 의한 신호가 척수의 발기 중추를 거쳐 다시 성기로 전달되고, 성기의 세포가 혈관을 확장시키는 'cGMP'를 생성하게 된다. cGMP에 의해 확장된 혈관에 충혈이 발생해 발기가 이루어진다.

포스포다이에스터라제-5(phosphodiesterase-5, PDE-5)는 cGMP와 cAMP를 분해하는 효소로, cGMP가 PDE-5에 의해 분해되어 혈중 농도가 떨어지게 되면 발기가 해소된다.

반대로 PDE-5의 작용을 막아 cGMP의 농도가 높아지면 발기 또한 강하게 오랫동안 유지되게 된다. 대표적인 PDE-5 억제제로는 발기부전 치료제인 sildenafil, vardenafil, tadalafil 등이 있으며, 그중 가장 유명한 약이 바로 비아그라다.

비아그라에 의해 발생하는 두통은 일반적으로 긴장성두통 혹은 무조짐편두통의 특성을 보인다. 포스포다이에스터라제(PDE)억제제유발두통은 발기부전치료제를 먹은 후 5시간 이내에 발생하며, 72시간 내에 사라진다. 따라서 증상이 심하지 않다면 특별한 치료가 필요하지 않다.

간혹 저렴한 가격으로 발기부전치료제를 구입하려다 정상적인 경로가 아닌 중국산이나 인도산 짝퉁 비아그라를 구입하는 사람들 경우에는 주의가 필요하다. 짝퉁 비아그라 중에는 포스포다이에스터라제억제제가 과량 포함되어 있거나 중금속 함유 여부가 명확하지 않은 경우가 많기 때문이다. 자칫하다가는 심각한 부작용을 앓을 수도 있다.

ICHD-3 8.1.2 포스포다이에스터라제(PDE)억제제유발두통
Phosphodiesterase (PDE) inhibitor-induced headache

온천이
두통을 악화시킨다

화산이 발달한 일본에는 온천 소믈리에도 있다고 한다. 각 지역의 온천이 어떤 성분을 함유하고 있고 어떤 효능이 있는지, 올바른 입욕 방법은 무엇인지 알려주는 직업이다.

일본으로 스노보드 여행을 다니면서 여러 온천을 이용해봤는데, 온천마다 특색이 다 달랐다. 철분을 함유해 녹이 슨 것 같은 온천도 있었고, 기포가 보글보글 올라오는 탄산 온천도 좋았다. 구린내가 나는 유황온천은 일본온천의 대표격이다.

온천에 다녀온 후 두통을 호소하는 사람이 간혹 있다. 따뜻한 탕에 오래 있다 보면 혈관이 이완되게 되고, 탕에서 나올 때 혈압이 떨어지는 기립 저혈압이 발생할 수 있다. 기립 저혈압은 정신을 잃을 것 같은 어지럼증이 대표적인 증상이지만, 때로는 뒷머리와 뒷목의 통증을 일으키기도 한다.

기립 저혈압 외에도 온천욕이 두통을 일으키는 드문 원인이 있는데, 바로 레지오넬라증이다. 레지오넬라증은 레지오넬라균에 의해 발생하는 감염성 질환으로, 원인인 레지오넬라균은 25~45℃의 따뜻한 물에서 잘 번식하기 때문에 온천수는 균이 자라기에 딱 좋은 환경이 된다. 특히 레지오넬라균은 정체된 물에서 잘 자라며 수증기 같은 물 입자에도 존재하기 때문에 온천수를 먹지 않았다 하더라도 온천에서 나오는 수증기를 흡입해 감염될 수 있다.

레지오넬라균이 자라지 않게 하기 위해서는 주기적으로 염소소독을 해야 하는데, 일본의 온천 중에는 소독을 하는 대신 지속적으로 온천수를 유입시키고 넘쳐나는 온천수를 그대로 흘려보내는 카케나가시(かけ流し) 방식을 사용하는 곳도 있다. 이처럼 온천수의 흐름이 끊이지 않거나 소독을 해주는 경우에는 균이 자라기 어렵지만, 온천수의 양이 적어 물의 흐름이 정체가 된 상태에서 소독을 제때 하지 않으면 레지오넬라균이 자랄 수 있다.

온천 외에도 어린이 놀이용 바닥분수 등도 균이 자랄 수 있으니 엄격한 관리가 필요하다.

ICHD-3 A10.7 기립(체위)저혈압에 기인한 두통 또는 목통증
Head and/or neck pain attributed to orthostatic (postural) hypotension
ICHD-3 9.2.1 전신세균감염에 기인한 두통
Headache attributed to systemic bacterial infection

우주여행에도
두통약을 챙겨야 할까

2017년 한 해 동안 2,400만 명 이상이 해외여행을 다녀왔다. 욜로(YOLO), 워라밸(Work and Life Balance)의 영향이 있었고, 인스타그램이나 페이스북 등 SNS를 통해 자신의 여행 사진을 올리는 것이 트렌드가 된 탓도 있겠다.

이제 웬만한 해외여행은 식상한지라 누군가 외국에 다녀왔다 해도 별 감흥이 없는데… 해외여행이 질리면 그 다음 여행지는 우주가 아닐까 싶다.

실제로 민간인이 우주여행을 하고 온 바가 있고, 수백억 원 이상 들었던 우주여행비는 기술의 발전에 따라 점점 저렴해져, 10여 분간 잠시 우주에 머물다 내려오는 1~2억짜리 상품까지 나오고 있다. 머지않아 페이스북에 우주에서 찍은 사진을 올리는 사람들이 늘어날지도 모르겠다.

신기한 것은, 우주여행 두통이 있다고 한다. 평소 두통이 없던 우주비행사들에게 설문을 한 결과 71%가 두통 경험을 호소했다. 이들의 두통은 우주여행 중에만 발생했고, 지구로 귀환한 후에는 저절로 호전되었다.

다만, 내가 죽기 전에 우주여행 두통을 경험해볼 수 있을지, 아니면 우주여행 두통 환자를 진료해볼 수 있을지는 의문이다.

ICHD-3 A10.8.1 우주여행에 기인한 두통
Headache attributed to travel in space

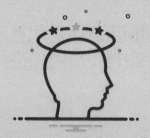

두통을 일으키는 음식은 따로 있다

살기 위해 먹는다지만, 요즘은 먹기 위해 사는 사람도 많은 것 같다. 인터넷에는 맛집 정보들이 넘쳐나고, 쉐프들의 인기가 치솟고 있다. 맛있는 것이 너무 많아 뭘 먹을지 고민이되는 시대다.

하지만 아무리 맛있는 음식이라도 자신의 몸에 맞지 않는다면 고통일 뿐이다.

두통은 음식에 의해서도 잘 발생하는데, 많게는 편두통 환자의 60% 정도가 음식에 의해 두통이 유발되는 것으로 알려져 있다.

어떤 음식들이 두통유발자인지 알아보도록 하자.

아이스크림을 먹으니 머리가 깨질 것 같다

차가운 아이스크림을 급히 먹다가 머리가 깨질 듯한 두통을 느껴본 사람이 많을 것이다.

왜 아이스크림이 두통을 일으키는 걸까?

이러한 두통을 말 그대로 아이스크림 두통이라 부른다. 원인이 명확히 밝혀지지는 않았지만, 차가운 물질(꼭 아이스크림이 아니어도 상관없다)이 구개와 인두후벽을 넘어갈 때 혈관이 일시적으로 수축, 확장되면서 나타나는 두통으로 알려져 있다. 주로 앞머리나 옆머리가 아프고 때로는 눈이 아플 수도 있다. 두통은 아이스크림을 먹은 직후에 발생하여 5분 이내에 사라지게 된다.

세 명 중 한 명 꼴로 일생에 한 번쯤 아이스크림 두통을 겪는다고 하니 꽤 흔한 증상이다.

나는 아이스크림 두통이 자주 일어나는 편인데, 조금만 급하게 먹어도 항상 오른쪽 눈에 심한 통증이 생긴다. 그럴 때마다 '천천히 먹을 걸!' 하고 후회를 하며 오른쪽 눈을 붙잡고 30초 정도 꼼짝을 못한다.

아이스크림 두통을 예방하는 방법은? 당연히 천천히 먹는 것이다. 아무리 아이스크림 두통이 잘 오는 사람이라고 해도 천천히 먹으면 괜찮다. 하지만 아이스크림은 원래 덥석 덥석 먹는 게 제맛이니 고민스럽지 않을 수 없다.

아이스크림 두통은 대부분 수분 이내에 사라지기 때문에 특별한 치료가 필요 없다. 다만 두통이 너무 심한 사람은 응급처치를 할 수 있는데, 바로 따뜻한 물을 마시는 것이다. 식도에 정체되어 있는 아이스크림의 찬 기운이 내려가면서 두통이 급격히 호전될 때가 있다. 꼭 따뜻한 물이 아니라 하더라도 상관없다. 두통을 일으키지 않을 정도의 온도라면 어떤 물도 괜찮다.

이제부터 누군가 아이스크림을 먹고 아파하면 친절하게 물 한잔을 건네주는 센스를 발휘해보자. 걱정 안 해도 되는, 흔한 두통이다.

ICHD-3 4.5.2 저온자극의 섭취나 흡입에 기인한 두통
Headache attributed to ingestion or inhalation of a cold stimulus

핫도그의
아질산염을 주의하라

어릴 적부터 필자는 편식이 심했다. 흔히 말하는 '초딩입맛'이라 어묵, 달걀 같은 것만 좋아했다. 비린내가 나거나 쉰내가 나는 것은 거의 입에 대지 못했다. 그렇게 까다롭던 내 입맛에 획을 긋는 음식이 있었으니, 그것은 바로 햄이었다.

분홍소세지라 불리는 옛날 소시지가 식탁을 점령하던 시절, 혜성처럼 나타난 햄은 초딩입맛인 필자에게는 그야말로 충격적인 존재였다. 쫀득 쫀득한 식감에 훈제 고기 맛이 가득했다. 당시에는 가격이 꽤 비싼 편이었지만, 아이들의 성화에 밥반찬으로 연일 식탁에 오르곤 했다.

하지만 나는 햄을 잘 즐기지 못했는데, 이상하게 햄만 먹으면 머리가 아팠기 때문이다.

맛있는 음식을 먹었는데 머리가 아프다니. 당시의 이해력으로는 정당화될 수 없는 논리였다. 애써 부정해보려고 했지만 역시나 햄을 먹으면 머리가 띵하게 아파왔다.

누나에게 물었다.

"나는 햄만 먹으면 머리가 아파. 왜 그러지?"

"네가 입맛이 촌스러워서 그래."

누나는 대수롭지 않게 대답했다. 아무도 나의 두통을 이해하지 못했다. 다행히 시간이 흐르면서 두통은 나아졌고, 나는 햄을 맛있게 먹는 완벽한 초딩입맛으로 재탄생했다.

돌이켜 생각해보면, 나의 두통은 산화질소제공자유발두통이 아니었나 싶다. 산화질소(NO)제공자를 섭취할 경우 두통이 나타나게 되는데, 가장 대표적인 것이 니트로글리세린(NTG)이다. 영화나 드라마에서 협심증을 앓고 있는 환자가 충격적인 소식을 듣고 갑자기 가슴을 움켜쥐며 고통스러워할 때 보호자가 얼른 약병을 들고 뛰어와 혀 밑에 한 알을 넣어주면 가쁜 숨을 몰아쉬다 점차 안정이 되는 바로 그 약이다.

니트로글리세린은 대부분의 사람에게 두통을 유발시키는데, 장기간 사용하면 내성이 생겨 두통이 줄어든다. 원래는 폭약제조공장에서 근무하던 노동자들이 두통을 호소하는 일이 잦아 그 원인을 조사하던 중 산화질소제공자가 두통의 원인이 된다는 것을 알게 되어 다이너마이트 두통이라고도 불렀다.

소시지나 베이컨, 햄, 어묵 등 가공 처리된 육류나 어육의 경우 신선도 유지를 위해 아질산염(nitrite)을 첨가하는데, 대표적인 산화방지제로서 육질을 유지하고 균질한 맛을 내는 효과가 있다.

일부 사람들은 이 아질산염이 첨가된 식품을 먹은 후 두통이 생기는데, 음식을 먹은 후 1시간 이내에 발생한 양측성의 심장이 박동하는 듯한 두통이 전형적이다. 핫도그를 먹은 사람에게서 발생한다 하여 핫도그 두통이라고도 불리며, 소시지, 햄, 베이컨, 어묵, 스팸, 페퍼로니, 살라미 등에 많이 들어있으므로 이런 음식을 먹고 두통이 생겼다면 주의할 필요가 있다.

가공식품의 아질산염을 제거하기 위해서는 요리하기 전에 끓는 물에 살짝 데치는 것이 효과가 있다고 한다.

ICHD-3 8.1.1 산화질소(NO)제공자유발두통
Nitric oxide (NO) donor-induced headache

MSG에 대한
오해

최근 식품의약품안전처에서 MSG(모노소디움글루타메이트)가 인체에 무해하다는 연구결과를 발표했다. 그동안 MSG가 유해하다 무해하다 말이 많았지만, 현재로서는 무해하다 쪽으로 의견이 기울어지는 것 같다.

MSG는 감칠맛을 내는 미원이나 다시다 같은 조미료에 들어있고, 일부 인스턴트식품에도 포함되어 있다. 식당에서 저렴하게 감칠맛을 내기 위해 사용하는데, 한번 맛들이면 MSG가 들어가지 않은 음식은 뭔가 아쉽게 느껴진다. 음식을 만들기 전에 다시마나 멸치, 바지락으로 육수를 내는 과정도 바로 천연 MSG를 뽑아내기 위한 것이다.

이처럼 음식의 맛을 더해주는 MSG는 인체에 무해하다 하지만, 안타깝게도 일부 사람들에게는 두통을 일으킬 수 있다.

MSG는 여러 음식에 들어가지만 예전에는 중화요리에 많이 사용되었다. 유독 짜장면만 먹으면 두통을 호소하는 사람들이 있어서 중국음식증후군이라고도 불렀다.

MSG유발두통은 MSG를 섭취한지 1시간 이내에 발생해서 섭취를 끝낸 후 72시간 내에 사라진다. 양쪽에서 조이는 형태의 두통이나 욱신거리는 박동성 두통의 형태로 나타난다. 간혹 얼굴 홍조나 가슴의 압박감,

목, 어깨, 가슴이 화끈거리는 듯한 느낌을 동반할 수 있으며 어지럽거나 복부불편감을 일으키기도 한다.

우리나라 사람치고 중화요리를 싫어하는 사람은 거의 없을 것이다. 한국인에게 아직도 풀리지 않은 고민 중 하나가 '짜장이냐, 짬뽕이냐.'이듯이, 중화요리는 우리의 삶에서 빼어놓을 수 없는 기쁨 중 하나다.

하지만 중화요리를 먹고 두통이 생긴다면 아쉽지만 다른 메뉴를 선택하는 것이 좋지 않을까. 요즘은 중화요리도 웰빙바람을 타고 MSG 없이 신선한 천연 식재료로 감칠맛을 내는 곳이 있다 하니 자신의 입맛에 맞는 곳을 한 번 찾아보는 것도 좋을 것 같다.

ICHD-3 8.1.5.1 모노소디움글루타메이트유발두통
Monosodium glutamate (MSG)-induced headache

커피는 두통의
약일까, 독일까

부시맨을 아느냐는 질문에 '네.'라고 대답한다면 그는 아재일 가능성이 높다. 1983년도에 개봉했던 고전 영화니까. 원제는 「The Gods Must Be Crazy」였다. 아프리카 상공을 날던 비행기 조종사가 던진 콜라병 하나 때문에 일어나는 소동을 그린 영화다.

주연을 맡았던 부시맨 족 니카우는 영화 홍보차 1991년에 한국을 방문한 적이 있다. 나도 가물가물하게 TV에서 본 기억이 난다. 그런데 그때의 에피소드 중 하나가, 한국인이 권해준 인삼 드링크를 마시고 며칠 밤을 못 잤다는 것이다. 워낙 자연에서 살아왔던 사람이기에 인삼 드링크에 들었던 카페인 반응이 너무 강해 잠을 못 이뤘던 것인데, 당시만 해도 미디어 매체가 부족해 사실 확인이 힘들고 소문이 부풀려지거나 하는 일이 많았기 때문에 진실인지 여부는 알 수 없다. 부시맨 니카우는 2003년 결핵으로 사망했다 한다. 고인의 명복을 빈다.

우리는 알게 모르게 상당량의 카페인을 섭취하고 있다. 부시맨 아저씨가 먹은 드링크나 커피, 녹차, 콜라, 초콜릿에도 카페인이 들어있다. 우리가 먹는 것들에 카페인이 얼마나 포함되어 있을까?

커피: 1잔당 약 70-80㎎

콜라: 250㎖당 24㎎

녹차: 1잔당 15㎎

초콜릿 1개: 30g당 16㎎

피로회복 드링크: 한 병당 30㎎

평균적인 함유량이며 제품마다 차이가 있을 수 있다. 하루 카페인 권장허용량이 300㎎이니 커피 몇 잔 마신다고 해서 건강상 큰 문제가 일어나지는 않는다. 하지만 커피를 몇 잔 마시고, 초콜릿 좀 먹고, 콜라도 좀 마신다면 꽤나 많은 양의 카페인을 섭취하게 될 수도 있다. 게다가 우리가 인지하지 못하는 경로로 섭취하는 카페인도 있을 것이다.

카페인은 원래 두통약이기도 하다. 혈관수축효과가 있기 때문에 편두통이나 숙취 후에 나타나는 두통에 효과적이다. 시중에서 파는 감기약이나 두통약에도 간혹 포함되어 있다.

이렇게 머리 아플 때 먹는 카페인이 두통을 유발한다니, 이게 어떻게 된 일일까?

적정량의 카페인은 혈관을 수축시켜 두통을 호전시키지만, 과량의 카페인을 먹었을 때에는 카페인 효과가 사라질 때 반동성 혈관팽창이 일어나면서 두통을 유발할 수 있다. 2주 이상 카페인을 하루에 200㎎ 이상 섭취하는 사람이 카페인 섭취를 중단하게 되면 24시간 이내에 두통이 나타나는데, 대부분은 7일 이내에 저절로 사라진다.

카페인은 각성효과가 있기 때문에 불면증의 원인이 되기도 한다. 젊을 때에는 커피를 마시고도 잠을 잘 잘 수 있지만, 나이가 들면 점점 약물에 민감해져 같은 양의 카페인을 섭취해도 불면증을 일으킬 수 있다. 게

다가 나이가 들면서 수면의 질이 떨어지는 경우가 많기 때문에 더더욱 적절치 못한 잠을 자게 되고, 이것은 두통을 유발시키게 된다.

자주 두통을 느낀다면 혹시 그 원인이 카페인 때문이 아닌가 한 번 생각해보기 바란다. 매일 마시는 커피 몇 잔이 두통을 유발할 수도 있다.

ICHD-3 8.3.1 카페인금단두통
Caffeine-withdrawal headache

치즈에는
티라민이 들어있다

어떤 음식에 넣어도 어울리는 것이 있는데, 바로 치즈가 그렇다. 떡볶이에 넣으면 치즈 떡볶이가 되고, 돈까스에 넣으면 치즈 돈까스가 된다. 빵에 넣으면 치즈 빵이 되고 라면에 넣으면 치즈 라면이 된다. 불닭처럼 매운 음식에도 잘 어울린다. 어떤 음식이든 치즈는 맛을 한층 풍요롭게 해주는 역할을 한다.

이렇게 맛있는 치즈를 먹고 나서 두통이 생긴다면 그것만큼 곤혹스러운 일도 없을 것이다. 그런데 한 연구에 의하면 치즈는 편두통 환자 중 19.2%에 달하는 이에게서 두통을 유발한다고 한다. 바로 티라민(tyramine) 때문이다.

치즈 등의 발효식품에는 티라민이 들어있는데, 티라민을 과도하게 섭취하면 혈관이 수축해 두통이 일어난다. 티라민은 음식을 숙성시키거나 발효시키는 과정에서 많이 발생하며, 레드와인과 치즈에 많이 포함되어 있다. 그 외에도 땅콩이나 바나나, 아보카도에도 들어있다. 만약 두통이 잦다면 이러한 음식들이 두통을 일으키지는 않는지 곰곰이 생각해봐야 한다.

ICHD-3 8.1.5 음식물과 첨가제에 의해 유발된 두통
Headache induced by food and/or additive

두통이 덜 생기는
레드와인 고르기

술 중에서도 유독 두통이나 숙취를 잘 일으키는 술이 있다. 그래서 술은 섞어 먹지 않는 게 좋다는 이야기도 한다. 모든 술이 두통을 일으킬 수 있지만(알코올유발두통), 그 중에서도 레드와인은 두통을 더 잘 일으킨다. 레드와인에는 티라민이 포함되어 있기 때문이다.

그 외에도 레드와인이 두통을 잘 일으키는 이유가 몇 가지 더 있는데, 히스타민과 타닌이 그 범인이다.

타닌은 식물의 껍질, 뿌리, 나무 등에서 찾아볼 수 있는데, 오래 우려낸 차를 마셨을 때 씁쓸하고 입이 마르는 것 같은 느낌을 들게 하는 것이 바로 타닌이다. 와인에는 두 가지 타닌, 즉 포도 자체에서 나오는 타닌과 오크통이나 오크칩에서 얻는 타닌이 있다. 와인을 숙성시킬 때 오크통(참나무로 만든 양조용 나무통)에서 숙성을 시키면 그 맛과 향이 배어드는데, 오크통 가격이 높다보니 요즘은 오크통이 아니라 참나무 조각인 오크칩을 넣어 숙성시키기도 한다. 와인을 표현할 때 '드라이하다'라고 하는 것은 타닌의 함량이 많다는 뜻이다. 떫은 맛 때문에 드라이한 와인을 싫어하는 사람도 있지만, 타닌은 와인의 숙성과 보관에 아주 중요한 역할을 한다.

레드와인을 마시고 나서 두통을 느끼거나 오래 우려낸 차를 마시고 두통이 생긴다면 타닌에 의한 두통을 의심해볼 수 있다.

분위기 좋은 레스토랑에서 스테이크와 함께 레드와인 한 잔을 하는 것은 낭만적이고 아름답지만, 와인을 마시고 나서 두통에 시달린다면 그 즐거움도 물거품이 되고 만다. 그러니 꼭 레드와인을 마셔야 한다면 타닌이 적은 와인을 골라보는 것이 좋을 것이다. 까베르네 쇼비뇽(Cabernet Sauvignon) 품종은 타닌을 많이 함유하고 있고, 메를로(Merlot) 품종은 타닌이 비교적 적다.

ICHD-3 8.1.4 알코올유발두통
Alcohol-induced headache
ICHD-3 8.1.5 음식물과 첨가제에 의해 유발된 두통
Headache induced by food and/or additive

탄산음료의
비밀

입안을 톡 쏘는 차가운 탄산음료는 뜨거운 여름을 견디게 해주는 짜릿한 매력을 가지고 있다. 하지만 탄산음료는 설탕과 인공감미료 때문에 지탄을 받고 있고, 성장기 어린이들에게 필요한 영양소가 부족하다는 이유로 학교 매점에서도 퇴출되고 있다.

몸에 안 좋다고 해도 느끼한 피자를 먹을 때나 기름기 많은 삼겹살을 먹을 때 한 잔 쭉 들이키는 콜라의 시원함은 양보하기 힘드니 참 곤란한 일이다.

콜라를 먹고 두통이 일어난다면 그건 정말 절망적인 일이 아닐까. 그런데 실제로 그런 일이 있을 수 있다고 한다.

탄산음료에는 단맛을 내기 위해 설탕이나 인공감미료가 들어가 있다. 그중 가장 대표적인 것이 아스파탐이다. 아스파탐은 설탕보다 약 200배의 단맛을 내는 것으로 알려져 있고 무열량이기 때문에 다이어트 음료에 많이 사용된다.

아스파탐은 두통을 일으키는 것으로 알려져 있으나 아직까지 정확한 증거는 없다. 탄산음료에는 아스파탐 외에도 카페인 등이 들어 있기 때문에 탄산음료를 마시고 나서 두통이 생겼다 해도 그것이 아스파탐 때문인지는 명확하지 않다.

막걸리의 단맛을 내기 위해 아스파탐을 첨가하는 경우도 있다. 막걸리는 숙취나 두통을 잘 일으키는 술로 유명한데, 아스파탐이 막걸리를 마시고 난 후 발생하는 두통에 얼마나 기여를 하는지는 알 수 없다.

그래도 탄산음료를 마시거나 막걸리를 마시고 난 후 두통이 생겼다면 아스파탐에 의한 증상을 생각해 봐야겠다. 정말이지, 맛있는 것이 몸에 좋지 않으니 참 안타까운 일이다.

ICHD-3 8.1.5 음식물과 첨가제에 의해 유발된 두통
Headache induced by food and/or additive

초콜릿은
사랑의 묘약만은 아니다

매년 밸런타인데이가 되면 여성은 마음에 두고 있던 남자에게 초콜릿을 선물하며 자신의 마음을 전한다. 그런데 왜 하필 초콜릿일까? 다른 나라에서는 초콜릿이 아닌 꽃이나 편지를 선물하기도 하는데 말이다. 그럼에도 불구하고 사랑을 전할 때 초콜릿만큼 어울리는 것도 없다. 바로 초콜릿에 들어있는 페닐에틸아민 때문이다.

페닐에틸아민은 사랑의 묘약으로 알려져 있다. 집중력을 높여주고 마음을 안정시키는 효과가 있다. 그래서 초콜릿을 먹으면 기분이 좋아지고 사랑을 느끼게 된다고 한다.

하지만 두통 환자에게는 페닐에틸아민이 사랑의 묘약이 아니라 두통의 원인이 되기도 한다. 또한 초콜릿에 들어있는 카페인도 두통을 유발할 수 있다. 연구에 따라 18.2~20.5%의 편두통 환자에게서 초콜릿에 의해 두통이 생긴다고 알려져 있다.

페닐에틸아민이 두통을 일으키는 정확한 기전은 확인되지 않았으나, 두통을 자주 앓는 사람이라면 되도록 초콜릿을 피하는 것이 좋겠다.

ICHD-3 8.1.5 음식물과 첨가제에 의해 유발된 두통
Headache induced by food and/or additive
ICHD-3 8.3.1 카페인금단두통
Caffeine-withdrawal headache

삼겹살 속에
두통 유발물질이 있다

우리나라 사람들은 돼지고기를 참 좋아한다. 국민 1인당 연간 돼지고기 소비량은 2016년 기준으로 약 24kg이라고 한다. 1인분을 200g으로 치면 120인분이다. 그 중에서도 우리나라 사람들에게 가장 사랑받는 부위는 바로 삼겹살이다. 적당히 기름진 삼겹살을 철판에 구워 쌈장에 찍어먹으면 고소함이 입안에 퍼져나간다.

그런데 삼겹살을 먹고 두통이 생길 수도 있다고 한다. 마냥 좋기만 한 삼겹살이 두통을 일으킨다니, 참 안타까운 일이다. 바로 히스타민 때문이다.

히스타민은 인체에 흡수되면 대부분의 사람들에게 두통을 일으킨다. 히스타민은 붉은 살 생선인 참치나 고등어 등에 많이 포함되어 있다. 그리고 돼지고기나 소시지에도 다량 함유되어 있다.

히스타민은 두통 외에도 홍조나 두드러기 등을 일으킨다. 돼지고기를 먹고 나서 두드러기가 생기는 것을 히스타민 때문으로 생각하기도 한다.

다만 모든 사람들에게 돼지고기가 두통을 일으키는 것은 아니며, 두통을 일으킬 정도로 돼지고기를 섭취하려면 꽤나 많은 양을 먹어야 하기에 평소 삼겹살을 부작용 없이 즐겁게 먹었던 사람이라면 크게 걱정

할 필요는 없다.

ICHD-3 8.1.7 히스타민유발두통
Histamine-induced headache

빵은 왜
건강의 적이 되었나

한때 글루텐이 만병의 원인으로 지탄받은 적이 있다. 글루텐 프리 식품이 유행처럼 번지기도 했는데, 글루텐이란 무엇일까?

베이커리에 관심이 있는 사람이라면 글루텐이라는 단어를 들어봤을 것이다. 글루텐을 들어보지 못했더라도 강력분, 박력분이라는 말은 알 것이다. 빵을 만들 때는 강력분을 사용하고 쿠키를 만들 때에는 박력분을 사용해야 한다. 차이가 뭘까? 바로 글루텐의 함량 차이다.

강력분은 글루텐을 많이 함유하고 있어서 탄력성과 점성이 강하다. 그렇기 때문에 주로 빵을 만들 때 사용한다. 쫄깃함은 글루텐 때문에 생기기에 빵을 반죽할 때에는 글루텐이 많이 형성되도록 반죽을 정성껏 오래 해야 한다. 하지만 쿠키를 구울 때는 글루텐을 형성할 필요가 없으니 대부분 반죽을 치대지 않는다.

빵의 쫄깃함에 필수적인 글루텐이 왜 지탄을 받게 되었을까? 바로 글루텐 과민증 때문이다. 셀리악 병은 꽤 위험한 병이다. 소장에서 일어나는 알레르기 질환인데, 글루텐 단백질에 대한 면역반응을 일으켜 소장의 융모에 염증이 생기게 된다. 장 융모의 위축에 따라 영양분 흡수에 문제가 생겨 영양실조에 빠지고 구토, 복부팽만, 설사, 두통 등의 증상이 나타난다.

밀가루를 주식으로 하는 미국인의 1% 정도가 셀리악 병을 앓고 있다고 알려져 있고, 셀리악 병을 치료하는 방법은 글루텐 섭취를 제한하는 것밖에 없기 때문에 글루텐 프리 식품이 각광을 받게 되었다.

하지만 우리나라의 경우 셀리악병을 앓고 있는 사람이 거의 없다. 그렇기 때문에 지금까지 빵이나 피자 등을 먹고 큰 문제가 없었다면 굳이 글루텐을 제한할 필요가 없다.

ICHD-3 8.1.5 음식물과 첨가제에 의해 유발된 두통
Headache induced by food and/or additive

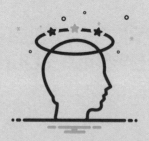

4

여자라는
이유만으로

여자라는 이유만으로 남자보다 두통을 더 앓게 된다면 이보다 억울한 일이 있을까.

하지만 여자는 실제로 두통이 발생할 수 있는 요인들에 노출되어 있는 경우가 많고, 특히 생리와 임신에 따른 호르몬 변화는 두통을 들었다 놨다 하는 강력한 유발인자로 작용한다.

여자라서 억울한 두통 이야기를 풀어보자.

생리하는 것도 힘든데
편두통까지 오다니

생리는 여자의 일생에 있어 매달 겪을 수밖에 없는, 아주 불편하고 고통스러운 현상이다. 또한 생리에 따른 호르몬 변화는 두통에도 영향을 미친다. 편두통은 어린아이들에게도 흔히 나타나는 두통이고 8세 이전까지는 남자아이에게서 호발하지만, 초경 이후에는 여자에게서 더 흔하게 발병한다.

편두통은 호르몬 변화에 영향을 많이 받으며 전체 여성 편두통 환자의 60~70%가 월경관련편두통을 앓고 있는 것으로 알려져 있다. 이때의 편두통은 무조짐편두통이며, 조짐편두통은 생리주기와 연관 없이 나타난다.

편두통은 생리를 전후로 모든 기간에 나타날 수 있지만, 시작 하루 전부터 시작 후 4일까지 가장 잘 발생한다. 생리 때 편두통이 악화되는 것은 에스트로겐의 감소 때문인데, 에스트로겐이 감소하면 중추성아편유사체의 농도가 변하면서 통증의 증가 및 세로토닌에 대한 대뇌혈관반응성이 증가한다고 한다.

생리통도 서러운데 편두통까지 발생한다면 그건 정말 최악이 아닐까. 이럴 때는 참지 말고 약을 먹어서 증상을 완화시키는 것도 한 가지 방법이다. 생리 때 나타나는 두통을 치료하기 위해서는 트립탄 계열의 편두통약을 복용하는 것이 효과적이다. 예방을 위해 나프록센소디움을 월경 3일 전부터 하루 두 번씩 시도해볼 수도 있다.

두통이 잦은 사람은 두통이 생리주기와 연관이 되어 있는지를 잘 기억하지 못할 수도 있다. 또한 월경전증후군과 혼동할 수도 있으므로 환자 스스로 생리주기와 두통 발생일을 잘 체크해야만 둘 사이의 연관성을 파악할 수 있고, 생리일에 두통이 악화되는 것을 미리 예견하고 대처할 수 있을 것이다.

월경기편두통을 호전시키기 위해 경구피임약을 사용해볼 수도 있으나, 문제는 경구피임약도 두통을 일으킬 수 있다는 것이다. 이 부분에 대해서는 따로 이야기를 해야 할 필요가 있다.

ICHD-3 A1.1.2 월경관련무조짐편두통
Menstrually related migraine without aura

피임이
두통을 호전시킨다?

피임의 대표적인 방법은 아마도 콘돔일 것이다. 정자의 이동을 물리적으로 막아서 임신을 예방하는 것인데, 가장 확실한 피임방법이기는 하나 착용감이 떨어지고 그때그때 준비하는 것이 귀찮은 단점이 있다.

경구피임약의 경우 착용감의 문제가 없다는 장점이 있고 일반적인 피임의 목적 외에도 중증 생리불순, 생리통의 완화를 위해 복용할 수 있으며 수영선수나 무용가 등 예체능계 종사자의 일정 조율 등을 위해 사용되기도 한다. 하지만 우리나라에서는 경구피임약에 대해 제대로 교육이 되어있지 않고 편견을 가지고 있는 경우도 있어 사용량이 많지 않다. 특히 경구피임약을 지속적으로 복용하는 경우 몸가짐이 헤픈 여자로 인식될까봐 걱정하거나 약의 부작용이 클 것으로 생각해 지레 겁을 먹는 경우도 많다.

그러나 경구피임약은 잘 사용하기만 하면 매우 효과적이고 안전한 피임방법이다. 물론 부작용이 없는 것은 아닌데, 부정출혈이나 두통, 오심, 유방통, 체중증가 등이 생길 수 있다. 이는 호르몬의 작용 때문으로 생각된다.

이 때문에 경구피임약은 편두통을 악화시킬 수 있다. 경구피임약은 에스트로겐과 프로게스테론으로 이루어져 있다. 에스트로겐의 용량을 동일용량으로 유지하느냐, 실제 몸의 호르몬 주기에 따르느냐에 따라 단상(고정용량)과 삼상(triphasic)으로 나뉘는데, 삼상 용량의 경구피임약은 호르몬의 변화로 인해 편두통을 더 악화시킨다고 알려져 있다.

경구피임약을 처음 먹어본 환자에게서 전에 없던 새로운 두통이 나타나기도 하는데, 경구피임약 복용환자 중 1/3은 두통의 변화가 없고, 1/3은 악화되며, 나머지 1/3은 오히려 호전되기도 한다. 만약 경구피임약을 복용했는데 두통이 악화되었다면 다른 피임방법을 찾는 것이 좋다.

경구피임약에는 대부분 에스트로겐이 포함되어 있는데, 에스트로겐을 3주 이상 복용하다가 갑자기 중단하게 되면 에스트로겐금단두통이 나타날 수 있다. 대개 투여 중단 5일 후부터 나타나서 3일 안에 호전된다.

심한 월경기편두통을 앓고 있는 환자에게 경구피임약을 치료제로 사용하는 것이 옳은지에 대해서는 아직 논란이 있다. 조금 더 연구가 필요한 부분이다.

ICHD-3 8.1.12 외인성호르몬에 기인한 두통
Headache attributed to exogenous hormone
ICHD-3 8.3.3 에스트로겐금단두통
Estrogen-withdrawal headache

임신은 여자의 일생에 있어
최대의 변화시기다

출산한 지 얼마 안 된 젊은 여자 환자가 외래에 찾아왔다. 편두통이 심해졌다고 했다. 두통을 앓은 지는 오래되었으나 임신을 하고 난 뒤 두통이 싹 사라졌는데, 아기를 낳고 나니 다시 편두통이 심해져서 견딜 수가 없다고 했다. 그녀는 '임신했을 때는 두통이 없어서 참 행복했어요. 요즘은 그것 때문에라도 아이를 하나 더 가질까 고민이라니까요.'라며 웃었다.

임신은 여성의 일생에 있어 몸에 가장 큰 변화가 오는 시기다. 태아가 자라면서 호르몬의 변화가 생기며, 이는 편두통에도 영향을 미치게 된다.

임신 기간 동안, 특히 임신 3개월이 지나면 편두통이 호전되는 경우가 많다. 다만 안타깝게도 대부분의 환자는 출산을 하고 나면 임신 이전의 편두통 상태로 돌아오게 된다. 또한 일부의 편두통 환자들은 임신 기간에 증상이 더 악화되기도 하고, 약 10%에서는 전에 없던 편두통이 발생하기도 한다.

임신에 있어서 중요한 것은, 두통이 발생해도 약을 복용하는 것이 부담스럽다는 것이다. 특히 편두통 치료제로 알려져 있는 트립탄 계열의 약은 카테고리C로 분류되어 있다. 카테고리C는 임신한 동물을 대상으로 시행한 실험에서 태아에 좋지 않은 영향이 발생하는 것으로 알려진 약물들이다. 따라서 카테고리B(임신 동물을 대상으로 한 시험에서 태아에게 위험하지 않은 것으로 알려진 약물)에 속하는 타이레놀 등을 복용하며 견뎌야 한다.

계획되지 않은 임신인 경우, 평소에 먹던 두통약에 태아가 노출될 수 있다. 이때는 당황하지 말고 즉시 약물 투여를 중단하고 의사와 상의해 태아에게 안전한 약으로 변경해야 한다.

ICHD-3 1. 편두통
Migraine

임신중독증을
주의하라

혼히 임신중독증이라 불리는 증상은 평소 정상 혈압을 가지고 있던 여성이 임신 20주 이후에 수축기 혈압 140mmHg 이상 또는 확장기 혈압 90mmHg 이상의 고혈압을 보이면서 단백뇨를 배출하는 경우를 말한다. 이를 전자간증이라 부르는데, 전자간증 산모가 임신기간이나 분만 전후에 전신 경련 혹은 의식저하를 일으키면 자간증이 된다. 자간증은 뇌출혈 및 경련을 일으켜 마비, 태아 발육지연, 사망까지도 유발할 수 있는 무서운 질환이다.

임신중독증은 주로 비만한 당뇨 여성에게서 많이 발생하는 것으로 알려져 있으며, 고혈압 및 단백뇨 외에도 시력장애, 폐부종, 복통 등 여러가지 증상을 일으킨다. 또한 두통을 일으키기도 하는데, 주로 양측의 박동성 두통으로 나타난다.

임신중독증의 두통은 임신중독증이 심해질수록 악화되고, 나아질수록 호전된다. 또한 출산을 하면 현저히 호전되거나 사라지게 된다.

임신중독증의 원칙적인 치료는 출산이며, 일반적으로 34주 이후에 발견된 전자간증의 경우 분만을 고려하는 것이 원칙이다.

육아는
두통의 종합선물세트다

육아가 두통의 원인이 된다는 것은 대부분의 두통학 책에서 크게 언급되지 않는 내용이다. 왜냐하면 육아에 의한 두통에는 여러 가지 요인이 있기 때문이다.

간혹 갓난아이를 안고 진료실을 찾는 엄마들이 있는데, 이야기를 찬찬히 들어보면 두통이 생길 여지가 많다. 먼저, 육아 스트레스가 있다. 아이를 기른다는 것은 정말 지금껏 느껴보지 못한 새로운 경험이다. 아이는 두 시간마다 깨서 젖을 달라고 하고, 깨어 있을 땐 시도 때도 없이 울어 댄다. 그런데 아이가 왜 우는지 도저히 알 수가 없다. 이렇듯 말이 통하지 않는 아이와 씨름하다 보면 스트레스가 쌓이고 분노가 폭발할 때도 있다. 두통이 안 생길 수가 없다.

산후 우울증도 심각하다. 출산 후 약 85%의 여성에게서 가벼운 우울감이 나타나는데, 10명 중 1명은 심한 우울증세를 보이게 된다. 주로 출산 후 6~12주에 발생하며, 전형적인 우울증과 달리 피곤, 불안, 짜증 등의 증상이 더 심하게 발현된다. 자신이 쓸모없게 느껴지거나 엄마로서 아이를 키울 자신감이 떨어지며, 불안, 초조, 불면, 식욕감퇴, 분노 등의 증상이 나타난다.

근육통증에 의한 두통도 무시할 수 없다. 아이를 안는다는 것은 아이의 무게를 감당하는 것 이상의 긴장을 필요로 한다. 초보 엄마일수록 혹여 아기를 떨어뜨릴까 봐, 아이가 불편해할까 봐 어깨와 팔을 잔뜩 경직시키게 된다. 자연스럽게 어깨와 팔이 통증을 호소하게 되고, 이 통증 유발점들은 두통까지 일으키게 된다.

수면장애도 심하다. 100일의 기적이라는 말을 아기엄마라면 다들 들어봤을 것이다. 아이가 백일 무렵이 되면 밤에 깨지 않고 아침까지 자게 되는데, 온전한 잠을 자게 되는 것이 너무 기적 같다 하여 100일의 기적이라 부른다. 그전까지는 두 시간마다 젖먹이고 잠투정 달래고 하다 보니 계속 쪽잠을 잘 수밖에 없다.

출산 후 호르몬의 변화도 편두통을 악화시키는 요인이 된다. 출산 후에 편두통이 악화되는 환자가 꽤 많다.

이렇게 많은 요인들이 출산 후 육아 과정에서 두통을 일으키게 된다. 아이를 키우는 엄마들이 두통을 호소할 때에는 이런 여러 가지 요인들을 꼼꼼하게 살펴봐야 한다.

ICHD-3 1. 편두통
Migraine
ICHD-3 2. 긴장형두통
Tension-type headache (TTH)
ICHD-3 A10.8 기타 항상성질환에 기인한 두통
Headache attributed to other disorder of homeostasis
ICHD-3 A11.2.5 경부근막통증에 기인한 두통
Headache attributed to cervical myofascial pain
ICHD-3 A12.3 우울장애에 기인한 두통
Headache attributed to depressive disorder

폐경 후
두통이 나아지기도 한다

　폐경이란 생리가 자연적으로 중단되는 것을 말한다. 폐경이 오는 나이는 대략 53세 정도이며, 폐경을 전후로 하여 약 10여 년간 호르몬의 변화가 발생한다. 자연적인 폐경 후에는 약 70%의 여성이 편두통의 호전을 보인다. 하지만 난소 제거 수술 등에 의한 인위적인 폐경의 경우에는 호르몬 생성이 갑자기 중단되어 편두통이 악화되는 경우가 많다.

　폐경을 전후로 하여 여성호르몬 결핍현상이 일어나는 시기를 흔히 갱년기라 부른다. 안면홍조와 피로, 불안, 우울, 기억력장애 등의 증상이 발생하는데, 이런 증상들을 완화시키기 위해 여성호르몬을 외부에서 보충해줄 수 있다. 그리고 이와 같은 갱년기 치료 혹은 호르몬 치료라 불리는 호르몬대체요법은 편두통에 영향을 미치는데, 연구결과는 다양해서 일부에서는 호전이 되고, 일부에서는 악화가 되기도 한다.

ICHD-3 8.1.12 외인성호르몬에 기인한 두통
Headache attributed to exogenous hormone
ICHD-3 8.3.3 에스트로겐금단두통
Estrogen-withdrawal headache

지나친 향수는
금물이다

2007년 12월 7일 서해 태안반도 앞바다에서 기름 유출 사고가 발생했다. 1만 2,547㎘에 달하는 어마어마한 양의 원유가 유출되었는데, 막상 그 기름띠를 제거한 것은 자원봉사단이었다. 123만 명의 자원봉사자가 기름띠를 손으로 닦아냈고 어패류가 대량으로 폐사했던 죽음의 바다는 놀랍게도 깨끗한 바다로 다시 태어났다. 여기까지는 우리 민족의 헌신과 단합을 엿볼 수 있는 미담이라 할 수 있겠다.

하지만 빛이 있으면 어둠도 있는 법이다. 너도나도 태안으로 몰려든 자원봉사자들은 뿜어져 나오는 유독가스와 발암물질들을 그대로 흡입하면서 검은 원유를 닦아냈다. 얇은 마스크 한 장은 유독물질을 막아내기엔 부족했다. 특히나 어린 중고등학생들이 무방비상태에서 단체로 태안에 몰렸던 것은 우려가 되는 부분이다.

나 역시 태안 기름 유출 사고 지역에 자원봉사를 나갔다. 다만 직접 기름을 닦지는 않고 무료진료소에서 자원봉사자들의 진료를 보았는데, 두통과 어지럼증, 오심을 호소하는 사람들이 많았다. 그럴 만도 한 것이, 지독한 원유냄새를 맡고 있노라면 속이 울렁거리고 머리가 아플 수밖에 없었다.

진한 냄새는 두통을 일으킨다. 그것이 담배나 원유 냄새처럼 유독한 것이 아니라 하더라도 마찬가지다. 나는 특히 냄새에 민감한 편인데, 엘리베이터 같은 협소하고 환기가 안 되는 공간에서 진한 화장을 한 여성 옆에 있으면 화장품 냄새와 향수 냄새 때문에 두통이 생기곤 한다.

냄새에 민감한 사람이라면 되도록 강한 향에 노출되지 않도록 하고, 방향제의 사용을 피하는 것이 좋다. 만약 피하기 힘든 상황이라면 주변에 공기청정기를 두어 안 좋은 냄새를 빨리 제거하는 것이 두통을 막는 지름길이다.

ICHD-3 14. 기타 두통질환
Other headache disorders
ICHD-3 8.1.13 기타 물질의 사용 및 노출에 기인한 두통
Headache attributed to use of or exposure to other substance

배가 고파서
머리가 아프다

30대 여성 환자가 병원에 찾아왔다. 아침에 일어날 때 가끔 두통이 있다고 했다. 외상의 흔적은 없었고 최근 크게 스트레스를 받은 적도 없었다. 다만 최근 체중이 느는 것 같아서 저녁식사를 거르는 경우가 많다고 했다. 처방과 함께, 배가 너무 고파도 두통이 생길 수 있으니 자기 전에 가볍게 우유 한 잔이라도 마시라고 했다.

며칠 후 환자는 병원에 찾아와 두통이 많이 좋아졌다며 웃었다. 현재 식생활을 유지하시라고 말씀드렸고, 그 후 환자는 다시 방문하지 않았다.

이 환자의 두통은 공복 때문일 것이라 생각된다. 배고픔이 무슨 두통을 일으키냐고, 나는 아무리 배가 고파도 머리가 아픈 적은 없다고 말씀하실 분도 있겠지만 일부 사람들에게는 배고픔이 여러 가지 증상을 일으키기도 한다. 배가 조금만 고파도 신경질적이 되거나 공격성을 띠는 이도 있다. 사람마다 차이가 있는 것이다.

배고픔이 두통을 일으키는 기전은 정확히 밝혀져 있지 않다. 저녁을 자주 거르면 아침에 뇌로 가는 혈당이 줄어들 수 있고, 혈당이 빠르게 올라가는 정제된 탄수화물 위주의 식사를 할 경우 급히 올라간 혈당을 해결하기 위해 인슐린이 과다 분비되기에 인슐린에 의한 저혈당이 올 수 있다. 그 결과 뇌의 혈당이 떨어지면 그것을 해결하기 위해 뇌혈관이 수축해 혈류를 빠르게 하고, 이러한 뇌혈관의 수축이완이 두통을 일으킬 것이라는 이론이 제시된 바 있다. 하지만 최근 연구에 따르면 공복에 기인한 두통은 저혈당 없이도 나타날 수 있다고 알려져 있다. 또한 공복 자체가 편두통의 유발요인이기도 하다.

배고픔에 의한 두통은 주로 앞머리 쪽이 띵하게 아픈 경우가 많은데, 해결방법은 간단하다. 식사를 하면 통증이 호전된다.

저녁에 간식을 먹는 편두통 환자는 그렇지 않은 환자보다 약 40% 정도 두통의 빈도가 낮다고 한다. 만약 아침에 일어날 때 두통이 잦다면 자기 전에 가볍게 간식을 시도해보기 바란다. 우유나 치즈 같은 것이 좋다.

두통이 일어나는 이유는 이렇게 사소한 것들이다. '이런 게 두통을 일으키겠어?'라는 마음보다 '이런 문제를 해결하면 두통이 나아질지도 몰라.'라는 마음을 갖는 것이 중요하다.

ICHD-3 10.5 공복에 기인한 두통
Headache attributed to fasting

포니테일을
했을 뿐인데

헤어스타일에 따라서도 두통이 발생한다. 특히 포니테일을 했을 때 흔하다. 운동이나 일을 할 때 머리카락이 거추장스럽지 않도록 뒤로 당겨 묶는 헤어스타일인데, 머리카락을 너무 강하게 잡아당겨 묶다 보면 두피가 당겨지면서 두통을 유발할 수 있으니 주의할 필요가 있다.

이러한 두통을 외당김두통이라 하는데, 두개 밖 연조직의 지속적인 당김에 의해 발생하는 두통이다. 외부 당김을 제거하면 한 시간 이내에 사라지는 것이 특징이다. 두통에서 벗어나는 방법도 아주 간단하다. 머리끈을 풀면 된다.

ICHD-3 4.6.2 외당김두통
External-traction headache

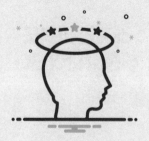

잠을 잘 자는 것도
복이다

인간은 일생의 약 1/3을 잠을 자며 지낸다. 그만큼 우리 인생에 있어 잠은 매우 중요한 역할을 한다. 수면시간 동안 우리 몸은 피로를 해소하고, 낮에 섭취한 음식물을 소화 흡수하며, 깨어있는 동안 받아들인 정보를 기억으로 저장한다. 어린이의 성장도 밤에 이루어진다.

잠을 잘 자지 못하면 여러 가지 문제가 발생한다. 피곤하고, 졸리고, 일의 능률이 떨어진다. 그리고, 두통도 생기게 된다.

베개만 바꿔도
두통이 나아진다

진정한 여행은 계획 없이 떠나는 자유여행이라지만, 휴가를 내기 빠듯한 직장인들에게 패키지여행만큼 편한 것도 없다. 한정된 시간 내에 관광지의 볼거리를 압축해 보여주고, 비용도 저렴하다. 다만 그 저렴한 비용을 메우기 위해 여행 중간중간 쇼핑센터에 끌려다녀야 하는 건 곤혹스럽지만 말이다.

패키지여행 쇼핑 코스의 백미는 바로 라텍스다. 동남아 여행만 가면 이곳의 라텍스가 최고로 좋다고 다들 입이 마르도록 칭찬을 해댄다. 좋은 거야 알고 있지만 가격이 부담스러워 살 생각을 못 하고 있었는데, 쇼핑센터 직원이 하도 누워보라고 성화를 해대서 침대에 슬쩍 누워봤다. 폭신하니 좋았다. 직원이 가져다준 베개를 베니 목이 너무 편했다.

나는 평소 잠만 자면 아침에 뒷목 쪽에서 두통이 생기곤 했다. 베개를 높게 해도, 낮게 해도 머리가 아파서 잠을 자는 게 두려울 때도 있었다. 의자에 앉아서 진료를 오래 보거나 책을 보다 보면 목이 뻣뻣해지고 불편해지면서 뒤통수부터 얼얼하고 뻐근하게 두통이 생겼다. 두통이 자주 있다 보니 조짐이 좋지 않으면 목을 스트레칭하는 것이 버릇이 됐다.

그런데 라텍스 베개를 베고 누워보니, 생각보다 너무 편했다. 통증을 일으키던 목 관절을 받쳐주는 느낌이 좋았다. 홀린 듯이 구입을 해버렸다.

그 후의 이야기가 궁금할 것이다.

나는 라텍스 베개를 사용한 후 아침마다 나를 괴롭히던 두통으로부터 벗어났다. 물론 완전히 두통이 사라진 것은 아니지만, 강도와 횟수가 현저하게 줄어들었다.

라텍스 베개를 사라는 말이 아니다. 자신에게 맞는 베개를 찾으라는 뜻이다. 별 것 아닌 베개 하나만 바꿔도 두통이 나아질 수 있다.

ICHD-3 11.2 목질환에 기인한 두통
Headache attributed to disorder of the neck
ICHD-3 A11.2.5 경부근막통증에 기인한 두통
Headache attributed to cervical myofascial pain

코골이가
두통을 악화시킨다

코를 심하게 고는 사람은 두통을 자주 겪게 되는데, 여러 가지 요인에 의해 발생할 수 있다. 가장 대표적인 것이 수면부족이다. 코를 골다 보면 깊은 잠을 못 자게 되고, 충분한 시간을 잤다 해도 수면의 질이 떨어져 수면부족에 의한 두통이 발생할 수 있다.

코골이가 심한 경우 수면무호흡증이 동반되기도 한다. 이럴 때의 두통은 주로 아침 두통으로 나타나는데, 이 두통의 기전이 수면무호흡증에 의한 저산소증 때문인지, 고탄산혈증 때문인지는 명확하지 않다. 만성 매일 두통 환자에게 있어 습관성 코골이는 일반인보다 더 흔하며, 습관성 코골이 자체가 수면무호흡증 없이도 두통을 일으킨다는 보고가 있다.

코골이의 원인은 여러 가지지만 가장 흔히 볼 수 있는 원인은 비만이다. 나도 젊을 적에는 코를 골지 않았는데 체중이 늘어 비만이 되고 난 후 코골이가 너무 심해서 옆에서 자는 사람이 괴로워할 정도였다. 최근 담낭결석으로 수술을 한 후 식이조절을 하면서 체중이 많이 줄었고, 코골이가 없어졌다며 아내가 신기해했다.

체중조절을 하면 코골이도 좋아지고 비만에 의한 질환도 예방할 수 있어 좋으니, 자신이 비만하다고 생각한다면 체중조절을 해보는 것도 좋겠다. 나도 이번엔 꾸준히 체중조절을 해볼 생각이다.

ICHD-3 10.1.4 수면무호흡두통
Sleep apnea headache

이갈이를
방치하지 말자

조용한 밤, 옆 사람이 뽀드득 뽀드득 이를 가는 소리를 듣는 것은 참 괴로운 일이다. 정작 본인은 이갈이를 한다는 것을 잘 모르는 경우가 많고, 알고 있다 하더라도 해결이 쉽지 않다. 이갈이는 주로 잘 때 이를 꽉 물거나 가는 행위를 말하는데 스트레스, 불안, 우울, 수면장애, 뇌손상, 흡연, 음주, 카페인 등이 원인으로 생각되고 있다.

이를 갈 때 치아에 가해지는 힘은 우리가 의식적으로 최대한 악무는 힘보다 50%정도 더 강하다고 한다. 따라서 치아손상이 쉽게 일어나는데, 가장 흔한 것이 치아 마모다. 또한 턱관절과 근육에 영향을 미쳐 두통을 일으킬 수도 있다.

이갈이의 치료법 중 가장 대중적인 것은 바로 구강장치요법인데, 위 혹은 아래쪽의 전체 치아를 덮는 교합안정장치를 사용해 이갈이로 인해 발생하는 힘이 치아나 턱관절 등에 전달되는 것을 차단하는 방법이다. 이러한 장치를 통해 치아 마모나 두통의 발생을 현저히 줄일 수 있다.

ICHD-3 11.7 턱관절질환에 기인한 두통
Headache attributed to temporomandibular disorder (TMD)

불면증은
여러 가지 증상을 일으킨다

나는 어릴 적부터 불면증에 시달렸다. 잠을 자려고 누우면 이유 없이 잠이 오지 않아 1시간 정도 뒤척거려야 했다. 아마도 밤에 책을 보거나 컴퓨터를 하는 등의 야행성 습관과 맞물려 그랬던 것 같은데, 문제는 아무리 피곤해도 긴장하거나 신경이 거슬리는 일이 있으면 좀처럼 잠들지 못했다는 것이다. 잠자리가 바뀌어도 마찬가지였다. 의대를 졸업하고 인턴으로 처음 근무하게 된 날, 나는 긴장 탓에 이틀 동안 잠을 자지 못했다.

밤에 잠을 자지 못하니 당연히 다음 날 컨디션이 좋지 않았다. 졸리고 피곤하고 멍하고 머리가 아팠다. 그럼에도 불구하고 밤에 잠을 자려고 누우면 눈이 말똥말똥했다. 미칠 지경이었다.

다행스럽게도, 나는 이제 불면증을 앓지 않고 있다. 특별한 문제가 없다면 눕자마자 수분 내에 잠이 든다. 비결은 나도 잘 모르겠다. 인턴생활을 하면서 사라졌기 때문이다.

하루 평균 수면시간이 4~5시간에 불과한 인턴생활 중 불면증은 사치였다. 일을 마치고 숙소로 돌아오면 새벽 1시나 2시였다. 샤워를 할 힘도 없어 발만 씻고 2층 침대에 누우면 정신없이 곯아떨어졌다. 그러고도 새벽 6시에는 일어나 일을 시작해야 했다. 그때는 정말 어딘가 머리를 기대기만 하면 잠을 잘 수 있었다. 그렇게 1년을 지내고 나니 몸이 기억을 하는지 불면증이 사라졌다. 그리고 불면증에 의한 두통도 사라졌다.

불면증은 여러 가지 요인에 의해 발생하기 때문에 치료가 쉽지 않다. 두통과 불면증이 함께 있다면, 두통의 치료보다 불면증 치료가 더 시급할 수도 있다. 특히 편두통이 있는 사람은 수면부족이 두통을 유발시킬 수 있으니 주의가 필요하다.

ICHD-3 1. 편두통
Migraine
ICHD-3 14. 기타 두통질환
Other headache disorders

일요일에
잠을 많이 잤을 뿐인데

그렇다면 잠을 푹 자면 어떨까? 수면부족이 두통의 원인이었으니 충분히 수면을 취하면 머리가 말끔해지지 않을까?

주중에 바빠서 잠을 제대로 못 잔 직장인과 학생들은 일요일 아침이면 늦잠을 잔다. 새벽같이 일어나 학교로, 직장으로 갈 필요가 없으니 주중에 쌓인 피로를 푸는 것이다. 늘어지게 자고 오전 10시나 11시쯤 일어났는데 이게 웬걸. 머리가 아프다.

수면부족만큼 수면과다도 두통을 일으킬 수 있다. 이런 것을 '주말 두통'이라고 부르기도 한다.

우리 몸은 무엇이든 적당한 것을 원한다. 아무리 몸에 좋은 잠이라도 지나치면 몸에 악영향을 미치게 된다. 항상 적당한 것이 좋은 법이다.

ICHD-3 1. 편두통
Migraine
ICHD-3 14. 기타 두통질환
Other headache disorders

간호사라서
불행하다

간호사도 사람인지라, 종종 두통이나 어지럼증으로 외래를 찾아오곤 한다. 간호사로 일하며 환자와 보호자를 대하다보니 스트레스를 받는 건 당연한 일이고, 그 때문에 두통이 생기는 것도 이해할 수 있다. 하지만 두통이 잠을 자고 난 후에 생긴다면 수면장애와의 연관성을 꼭 염두에 두어야 한다.

병동 간호사는 주로 3교대 업무를 한다. 데이, 이브닝, 나이트라 부르는데, 오전, 오후, 밤 근무라 생각하면 된다. 밤을 꼬박 새서 일하는 나이트 근무는 힘들기 때문에 데이, 이브닝, 나이트, 오프를 적절히 섞어서 달마다 근무표를 만들게 된다. 예를 들면 데이 3일, 이브닝 3일, 오프 1일, 나이트 3일 이런 식으로 이어진다.

문제는 며칠마다 수면시간이 바뀐다는 것이다. 데이의 출근시간은 6시 정도이기 때문에 새벽 일찍 일어나야 하고, 이브닝은 저녁 11시 정도에 일이 끝나기 때문에 퇴근 후 씻고 잠자리에 들면 보통 새벽 1시쯤이 된다. 나이트 근무는 낮밤이 아예 바뀌어 있다.

이렇게 불규칙하게 수면을 취하다 보면 깊은 잠을 이루지 못하게 되고, 불면증도 나타날 수 있다.

이런 경우, 가장 좋은 해결법은 직업을 바꾸는 것이다. 실제로 직업을 바꿔보라는 말을 했다가 핀잔을 들은 적도 있다. 그게 말처럼 쉬운 일이냐고, 너무 쉽게 말하지 말라고 나에게 충고한 이도 있다.

물론 쉬운 일은 아니다. 하지만 두통과 불면증이 너무 심해 삶의 질이 떨어진다면, 직업을 바꾸지 않더라도 3교대를 하지 않는 곳으로 직장을 바꿔볼 수는 있지 않을까.

실제로 두통 환자 중에서는 직업 때문에 머리가 아픈 사람도 꽤 많다.

ICHD-3 1. 편두통
Migraine
ICHD-3 14. 기타 두통질환
Other headache disorders

트럭운전사는 왜
머리가 아플까

불규칙한 수면으로 병원을 찾는 또 다른 특별한 직업이 바로 대형화물트럭 운전사다. 두통 환자 진료가 아니었다면 그들의 생활패턴을 알수 없었을 것이다.

불면증과 두통으로 외래를 방문한 남자 환자였는데, 원인을 찾기 위해 이야기를 찬찬히 들어보니 대형화물트럭을 운전한다고 했다. 새벽에 일감을 얻어서 화물을 운송한 후 한 타임이라도 더 뛰어야 돈을 벌지 그렇지 않으면 남는 게 없단다. 빨리 화물을 넘기고 남들보다 일찍 가야 오후 일거리를 얻을 수 있다. 고속도로에서 과속을 하는 대형트럭들은 어떻게든 남들보다 빨리 가려다보니 그런 것이다. 물론 옳은 일은 아니지만 말이다.

오랫동안 운전을 하다 보면 어깨나 목의 근육이 경직되어 통증이 생길 수 있다. 허나 장거리 운전 중에 스트레칭을 하는 것도 쉽지 않다.

시간이 돈이다 보니 잠자리 역시 변변치 않다. 트럭 운전사 중에는 숙소를 따로 잡지 않고 트럭 뒷자리에서 쪽잠을 자는 사람들도 많다.

화물운송이 얼마나 장거리냐에 따라, 일감이 얼마나 많으냐에 따라 수면시간이 불규칙해진다. 거기에 잠자리가 불편하니 수면의 질도 좋을 수 없다.

문제는, 불규칙한 수면 때문에 두통이 생겼다면 직업을 바꾸는 수밖에 없는데 그 또한 쉽지 않다는 것이다. 대형트럭에 투자한 비용이 만만치 않기 때문이다. 고민스러운 일이 아닐 수 없다.

ICHD-3 1. 편두통
Migraine
ICHD-3 14. 기타 두통질환
Other headache disorders
ICHD-3 A11.2.5 경부근막통증에 기인한 두통
Headache attributed to cervical myofascial pain

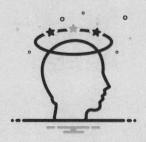

차라리
운동하지 마라

언제부터인지 모르지만 남자는 식스팩을 기본적으로 장착해야 하는 시대가 되었다. 수많은 남자들이 몸짱이 되기 위해 헬스장을 들락거리지만 이상과 현실의 괴리는 좀처럼 좁혀지지 않는다. 남들의 시선 때문이 아니더라도 사람은 누구나 스포츠에 대한 관심과 동경이 있게 마련이다.

그런데 남들보다 멋있어 보이고 싶은 마음, 건강하게 살고 싶은 마음 때문에 두통이 생긴다면 참 안타까운 일 아닐까.

몸짱이
사람 잡는다

건장한 30대 남자 환자가 병원을 찾아왔다. 내가 다니던 헬스장에서 자주 봤던 기억이 났다. 근력운동 위주로 하시는 분이라 덩치가 컸고, 나는 한 번도 들기 힘들 정도의 무게로 거뜬히 운동을 하던 분이었다.

그런데 얼마 전부터 바벨을 들기만 하면 머리가 아파서 도저히 운동을 할 수 없다며 병원을 찾아온 것이다. 머리는 욱신거리며 전체가 아팠고, 약간 메슥거리는 증상이 있었다. 뇌CT를 찍어봤지만 이상소견은 없었다.

이 분의 두통은 무엇 때문이었을까? 아마 원발운동두통이었을 가능성이 높다. 원발운동두통이란 여러 가지 운동에 의해 유발되는 두통이다. 달리기, 근력운동, 수영 등에서 발생하곤 한다.

줄넘기를 하다가 두통이 생긴 사람도 있다. 전남의대 신경과 교실에서 2012년 두통학회지에 발표한 증례에 따르면, 평소에는 괜찮다가 줄넘기 운동만 시작하면 곧 머리가 아파오기 시작하고 결국 줄넘기를 지속할 수 없을 정도로 심한 두통이 생긴 사례가 있었다.

이런 원발운동두통은 원발기침두통과 마찬가지로 발살바 수기와 관련이 있을 것이라 생각된다. 발살바 수기란 코와 입을 막은 상태에서 숨을 내뱉으려고 배에 힘을 주는 것을 뜻하는데, 이때 흉강내압이 올라가게 된다. 무거운 바벨을 들어 올리려고 힘을 주다보니 흉강내압과 뇌압이 올라가 두통이 생기는 것이다.

또 다른 원인으로는, 운동을 하다 보면 호흡을 멈추거나 짧게 반복하게 되는데 이때 조직 내 이산화탄소분압이 증가하여 뇌혈관이 확장되고, 그에 의해 두개강 내 압력이 증가되어 두통이 생길 수 있다고도 한다.

일차운동두통의 치료는 간단하다. 운동을 하지 않으면 된다. 어쩔 수 없이 운동을 해야만 하는 상황이라면 인도메타신 성분의 약이 두통 호전에 효과가 있는 것으로 알려져 있으니 운동을 하기 1시간 전에 인도메타신을 복용하는 것이 좋겠다.

ICHD-3 4.2 원발운동두통
Primary exercise headache

수영은 두통을 가장 잘 일으키는
운동 중 하나다

나는 수영을 잘 못 한다. 어릴 때 물에 빠져 죽을 뻔한 적이 있는데, 그때 생긴 정신적 충격 때문인지 물을 많이 무서워한다. 나이 서른이 넘도록 수영을 못 배우다가, 그래도 물에 빠지면 살아남기라도 해야 할 것 같아서 뒤늦게 수영 교습 등록을 했다.

워낙 운동치라 물에 뜨는 것도 오랜 시간이 걸렸다. 겨우겨우 자유형을 배웠는데, 수영을 하면서 가끔 머리가 깨질 듯이 아팠던 경험이 있다.

이미 이야기한 바처럼, 수영을 하다 보면 원발운동두통이 생길 수 있다. 온몸에 힘을 주다 보니 흉강내압이 올라가게 된 것이다. 원발운동두통을 설명할 때 수영도 같이 넣어서 할 수 있었지만 이렇게 따로 소개를 하는 이유는, 수영에 의한 두통은 원발운동두통말고도 여러 가지 요인에 의해 생길 수 있기 때문이다.

수영을 하다 보면 숨을 참게 되는데, 물에 대한 공포와 수영 중 숨쉬기 요령 미숙 때문에 발살바 수기나 고탄산혈증이 뇌압을 높여 두통을 일으키기도 한다.

그 외에도 수영안경이나 물의 온도 때문에 두통이 생기기도 한다.

차가운 물에서 수영을 하는 경우 저온자극에 의한 두통이 생길 수 있고, 수영안경이나 수영 모자에 의해 안면부의 말초신경이 압박되면 수영안경두통(goggle headache)이라고 불리는 일종의 신경통증이 발생할 수 있다. 만약 지속적인 두통이 생긴다면 수영안경이나 모자를 다른 것으로 바꿔보는 것이 좋다.

수영에 의한 일차운동두통의 경우 인도메타신이 효과가 있을 수 있다. 꼭 수영을 해야 한다면, 수영하기 전에 미리 약을 복용하는 것이 도움이 될 것이다.

ICHD-3 4.2 원발운동두통
Primary exercise headache
ICHD-3 4.5.1 저온자극의 외부 처치에 기인한 두통
Headache attributed to external application of a cold stimulus
ICHD-3 4.6.1 외압박두통
External-compression headache
ICHD-3 10.1 저산소증 그리고/또는 고탄산혈증에 기인한 두통
Headache attributed to hypoxia and/or hypercapnia

날씨가 추우면
머리가 아프다

　겨울마다 군인들이 웃옷을 벗고 영하의 기온에서 냉수마찰을 하거나 아예 차가운 강물에 뛰어드는 장면이 TV에 나온다. 남자답고 군인답고 멋있어 보이지만, 보기만 해도 한기가 느껴져 머리카락이 쭈뼛 선다. 그리고 항상 '저 군인들 중에 몇 명은 두통이 생길 텐데.' 하는 걱정을 하게 된다.

　한 아주머니가 진료실에 방문했다. 겨울에 밖으로 나가기만 하면 머리가 아프다는 것이다. 봄·여름·가을에는 멀쩡한데, 찬바람 부는 겨울만 되면 머리가 아파 살 수가 없다고 했다. 이 아주머니의 두통은 왜 생긴 걸까. 바로 추위 때문이었다.

　추위가 두통의 원인이 될 수 있느냐고 묻는 사람이 있겠지만, 아주 추운 날씨에 모자나 목도리 없이 머리가 노출되게 되면 두통이 발생할 수 있다. 이런 것을 저온자극두통이라고 한다. 마찬가지로 찬물에 잠수를 하거나 한겨울에 냉수마찰을 해도 두통이 생길 수 있다.

　이런 두통을 예방하려면 머리를 꽁꽁 싸매는 수밖에 없다.

　털모자를 쓰고 목도리를 둘러 머리를 추위로부터 보호해야 한다.

ICHD-3 4.5.1 저온자극의 외부 처치에 기인한 두통
Headache attributed to external application of a cold stimulus

융프라우요흐에서
고산병을 느끼다

인간의 도전은 끝이 없다. 이 세상에서 가장 높은 곳을 정복하고자 하는 욕망은 사람들을 고산으로 이끌었다. 세상에서 가장 높은 산을 오른다는 것은 상상만으로도 기분 좋은 일이다. 물론 히말라야 에베레스트 산처럼 인간의 힘이 닿지 않는 곳을 걸어 올라가는 것도 큰 의미가 있겠지만, 나 같은 일반인은 꿈도 꾸기 힘든 일이다.

대신 스노보드를 타러 그보다 낮은 일본의 고산들을 가볼 기회가 있었다. 고도 2,000미터 정도의 고산이었지만 특별한 불편감을 느끼지는 못했는데, 내가 고산병이 있다는 것을 나중에 신혼여행 때에야 깨달을 수 있었다.

신혼여행으로 유럽에 갔다. 프랑스와 이탈리아, 스위스를 넘나드는 알짜배기여행이었는데, 그 중 스위스가 가장 기억에 남는다. 알프스 산맥의 고봉 융프라우의 융프라우요흐 전망대는 참 아름다웠다. 100년 전에 그 단단한 산을 뚫어 열차 길을 낸 유럽인들도 대단하고, 전망대에서 아름다운 설원을 내려다보는 것도 운치가 있었다. 단 한 가지. 정상에 도착한 내가 어지럼증과 두통, 그리고 약간의 오심을 느낀 것을 빼고는 말이다.

처음에는 머리가 어질어질하고 중심을 잡기 힘든 것 같아서 '좀 이상하다?' 싶었는데, 시간이 지날수록 속이 울렁거리고 머리가 아파왔다. 융프라우요흐의 절경을 만끽할 수 없어 안타까운 순간이었다. 나는 고산병이 있었던 것이다.

그동안 일본의 고산에서 스노보드를 탈 때는 별 증상이 없더니, 왜 융프라우요흐에서만 그런가 궁금했다. 찾아보니 고산병은 주로 해발 2,500미터 이상에서 발생한다고 한다. 내가 지금까지 다녔던 일본 고산은 사실 '고산'이 아니었다. 그 정도까지는 괜찮았던 모양인데, 해발 3,454미터에 이르는 융프라우요흐 전망대에서는 고산병 증세가 나타나기 시작했던 것이다.

고산병은 저산소증 때문에 발생하는 것으로 알려져 있으며, 고산두통의 경우 경증일 때는 단순진통제로 호전될 수 있다. 증상이 심할 경우에는 아세타졸아미드와 스테로이드, 고압산소치료가 효과적이다.

ICHD-3 10.1.1 고산두통
High-altitude headache

잠수병과
잠수두통은 다르다

동남아 여행이 보편화되면서 바다 속으로 잠수해 아름다운 풍경을 즐기는 스킨스쿠버가 보편화되었다. 수많은 물고기와 거북이, 운이 좋으면 고래상어까지 볼 수 있다하니 정말 매력적인 취미생활이다.

하지만 스킨스쿠버를 하다가 두통이 생기는 경우가 있으니 주의가 필요하다.

10미터 아래로 잠수를 할 경우 두통이 발생할 수 있다. 기본적으로 저산소증에 의한 증상인데, 스킨스쿠버 장비를 가지고 있어 저산소증이 없다 하더라도 고탄산혈증에 의해 두통이 생기기도 한다. 스킨스쿠버 장비 사용이 미숙하거나, 일부러 산소를 아끼기 위해 숨을 얕게 쉬거나 하면 고탄산혈증이 발생하게 된다. 동맥 이산화탄소 수치가 50mmHg 이상 오르는 경우 두개내혈관 확장과 두개내압 상승으로 두통이 발생하는데, 잠수두통은 해수면으로 상승하는 과정에서 더 심해지는 경우가 많다.

이러한 잠수두통은 잠수병과는 조금 다르다.

깊은 물속에 있을 때면 압력 상승에 의해 질소기체가 몸 밖으로 빠져나가지 못한 채 혈액 속에 용해되게 된다. 이 상태에서 잠수부가 빠른

속도로 수면 위로 올라가게 되면 갑자기 압력이 낮아지면서 질소가 기체화되어 기포가 형성되고, 체내에서 통증을 유발하게 된다.

이것이 잠수병이다.

이를 예방하기 위해서는 질소 대신 비활성기체인 헬륨을 사용하거나, 수면으로 올라올 때 천천히 올라오는 방법을 사용해야 한다. 잠수병이 심할 때에는 고압산소치료가 효과적이다.

ICHD-3 10.1.3 잠수두통
Diving headache

머리가 커서
슬픈 짐승이여

내가 스노보드를 처음 배울 때만 해도 헬멧을 쓰는 사람이 거의 없었다. 본격적으로 스노보드 강습을 받고 열심히 타는 이도 있었지만 대부분은 그냥 가볍게 즐기기 위해 온 사람들이었다. 투박한 헬멧보다는 비니를 쓰는 게 더 멋지다고 생각하는 사람이 많았다.

하지만 스키장에서의 사건사고들이 잦아지고 안전의식이 높아짐에 따라, 요즘은 대부분 헬멧을 쓰고 스키나 스노보드를 탄다. 나도 그동안 헬멧을 쓰고 스노보드를 탔는데, 다른 건 몰라도 스노보드 부츠와 헬멧은 꼭 매장에 가서 직접 써보고 신어보고 구매를 한다. 내 몸에 맞아야 하기 때문이다. 너무 꽉 끼는 부츠를 사면 발이 아파 자유롭게 타지 못하고, 너무 헐렁하면 반응속도가 느려지고 안정성이 떨어지게 된다.

헬멧도 마찬가지다. 너무 꽉 끼면 머리를 압박해 두통이 생기고, 너무 헐렁하면 사고 시에 충격흡수를 못하게 된다.

친구 중에는 마음에 드는 디자인의 헬멧을 찾았는데 머리에 맞지 않아 포기를 해야 하는 경우가 종종 있었다. 그때마다 시 한수를 바꿔 부르곤 했다. "머리가 커서 슬픈 짐승이여."

그래도 디자인을 포기하지 못하고 꾸역꾸역 머리를 욱여넣는 친구를 말리며 나는 외압박두통에 대해 이야기했다. 외압박두통이란 두개 밖 연조직의 지속적인 압박에 의한 두통을 말한다. 헬멧이 머리 크기보다 작을 때 발생하는 두통 또한 외압박두통이다. 헬멧 말고도 꽉 끼는 머리띠, 모자, 고글 등에 의해 생길 수 있다.

두통을 피하기 위해서라도 자신의 머리 크기에 맞는 장비를 구입하는 것이 중요하다.

ICHD-3 4.6.1 외압박두통
External-compression headache

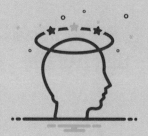

두통은
마음의 병이다

사실 상당수의 두통은 마음의 병이 아닐까. 마음에 상처를 받고 괴로운 일이 있으면 두통이 따라온다. 우리는 살아가면서 정말 많은 스트레스 상황에 직면한다.

정신이 맑지 않으면 몸도 맑아지지 않는다.

마음이 편안해야 두통도 사라진다.

눈물을 흘리면 왜
머리가 아플까

요즘 눈물이 많아졌다. 조금 슬픈 영화를 보거나 안타까운 이야기를 들으면 눈시울부터 붉어진다. 아마도 나이가 들어간다는 증거일 것이다.

심하게 운 후 머리가 깨질 듯이 아픈 것을 경험해본 사람들이 있을 것이다. 나는 예전부터 '왜 울면 머리가 아플까?'에 대한 궁금증이 있었다.

누구나 눈물을 흘린다. 슬픈 영화를 보거나 사랑하는 사람과 헤어질 때 눈물콧물 펑펑 쏟아보지 않은 사람, 아마 없을 것이다. 그런데 그렇게 펑펑 울고 나면 꼭 머리가 아프다. 왜 그럴까? 너무나 당연한 일이라 생각했던지라 나도 별 생각이 없었던 것 같다. 그런데 곰곰 생각해보니, 왜 머리가 아픈지 알 수가 없었다. 그래서 문헌을 좀 찾아봤다.

국제 두통질환 분류상 울음과 직접적으로 관련된 질병 명을 찾지는 못했다. 다만 울음과 연관이 있을 법한 두통 몇 가지는 알아낼 수 있었다.

일단 편두통의 유발요인에 울음이 있다. 편두통 환자는 울어서 두통이 생길 수 있다는 것이다. 울고 난 후에 생기는 두통이 주로 박동성 두통(욱신욱신 거리는 두통)이라는 것도 편두통과의 유사성을 시사하는 것으로 생각된다.

슬플 때 흘리는 눈물은 두통을 잘 일으키지만, 기뻐서 흘리는 눈물은 두통을 잘 일으키지 않는다. 이는 울 때의 감정, 즉 스트레스, 슬픔, 분노, 우울, 부정적 감정 등이 두통의 발생에 영향을 미칠 수 있다는 것을 시사한다.

울다 보면 코 안의 점막이 부어 코맹맹이 소리가 나기도 한다. 콧물도 많이 난다. 일시적인 부비동의 충혈을 시사하는 부분이다. 이렇게 비강의 변형에 의해 나타나는 두통을 '부비동에 기인한 두통'이라고 한다. 따라서 울어서 생기는 두통도 이 두통의 일종으로 볼 수 있다. 부비동에 기인한 두통은 무전조 편두통의 일종으로 나타나는 경우가 많다 하니, 이 또한 편두통과 연관이 있다 하겠다.

혹자는 탈수와 두통을 연관 짓기도 한다. 울다 보면 눈물과 콧물로 수분이 빠져나가 탈수상태가 되기 때문에 두통이 생긴다는 이론이다.

눈 자체의 문제일 수도 있다. 울다 보면 눈이 충혈되고 눈 주위가 붓게 된다. 이런 안검부종등에 의해 통증이 생길 수 있다.

하지만 왜 울면 머리가 아픈지는 크게 중요하지 않다. 눈물을 그치면 두통은 사라지기 때문이다. 눈물 날 일이 없이 살면 두통이 없을 텐데, 그것 또한 쉬운 일은 아니다.

ICHD-3 1.1 무조짐편두통
Migraine without aura
ICHD-3 2. 긴장형두통
Tension-type headache (TTH)
ICHD-3 11.3 눈질환에 기인한 두통
Headache attributed to disorder of the eyes
ICHD-3 11.5 코 또는 부비동에 기인한 두통
Headache attributed to disorder of the nose or paranasal sinuses

남편의 외도가
두통의 범인이었다

긴장형두통은 흔히 스트레스성, 신경성 두통이라고 불린다. 감정적인 스트레스에 의해 머리와 목의 근육이 긴장하고, 그에 의해 두통이 발생하게 된다. 주로 오후에 악화되며 불안 및 우울감이 동반되기도 한다.

스트레스를 받는 이유야 여러 가지가 있겠지만, 배우자의 외도에 의한 스트레스로 두통이 생겨 외래를 찾는 환자가 은근히 많다. 주로 남편이 바람을 피웠다며 찾아오는 아주머니들인데, 그것 말고도 남편의 폭력 때문에, 혹은 남편이 이런 저런 사고를 쳐서 머리가 아픈 경우도 있었다. 처음부터 그 이야기를 꺼내는 이도 있지만 차마 남에게 말하기 어렵다는 듯이 주저하는 환자도 많았다.

남의 가정사에 대해 이러쿵저러쿵 이야기를 하는 것도 쉬운 일은 아니라 정신건강의학과에서 상담을 받아보시는 것이 어떻겠느냐고 넌지시 물어봤지만, 아직까지 우리나라 사람들이 정신건강의학과를 바라보는 시선에 다소 편견이 있기에 상당수는 고개를 젓고 그냥 나에게 진료를 받고 갔다. 다행히 내가 어떠한 해결책을 제시하지 않아도 환자들은 내게 고민과 푸념을 풀어놓았다는 것만으로도 속이 후련하다는 표정을 짓고 진료실을 나가곤 했다.

행복의 근원은 가정이라 생각한다. 가정이 불행하면 다른 곳에서 행복을 찾아야 할 텐데, 정서적 기반을 이루는 가정이 흔들리면 밖에서의 생활도 위태로울 수밖에 없다. 행복하지 않은데 어찌 머리가 아프지 않을 수 있겠는가.

ICHD-3 2. 긴장형두통
Tension-type headache (TTH)
ICHD-3 A12.10 급성스트레스질환에 기인한 두통
Headache attributed to acute stress disorder

사별은
애도반응을 일으킨다

헤어짐의 방식은 여러 가지지만, 죽음을 맞이하여 헤어지는 것은 일반적인 이별과는 다른 의미를 갖는다. 또한 그 죽음의 과정이 어떠하였는지, 망자와 생전의 관계가 어떠하였는지에 따라 그 영향력은 매우 다를 수 있다. 특히나, 가족의 죽음은 말로 표현하기 힘들 정도의 괴로움일 것이다.

누군가가 죽음을 맞이하여 이별하는 것을 사별이라 한다. 특히 가족이나 연인의 죽음은 슬픔과 우울과 고통을 남기는데, 이러한 감정을 애도반응이라 한다. 사랑하던 대상을 상실한 후에 나타나는 고통스럽고 우울한 감정이며, 외부 세계에 대한 흥미를 잃게 되고 상실한 대상과의 추억을 곱씹는다. 이러한 과정은 정상적인 것이며 따로 치료를 필요로 하지 않는다.

이러한 애도반응은 흔히 우울증과 혼동되는데, 정상적인 애도반응은 대부분 12개월 이내에 증상이 호전되고 또 다른 애정의 대상을 찾게 된다. 다만 12개월 이내라도 일반적인 애도반응과 다른 증상, 즉 죄책감이나 환청 등으로 일상생활이 힘들다면 정신건강의학과 전문의의 진료가 필요하다.

애도는 공허함과 상실이 우세하지만 주요우울삽화는 행복이나 재미를 느낄 수 없는 우울감이 지속되는 것이 차이점이다. 애도에서는 자존감이 보존되어 있고 죽은 이에 대한 기억과 추억에 따라 증상이 호전되거나 악화되는 경향을 보이지만, 우울증은 자기혐오 및 자기비판, 비관이 지속적으로 나타나게 된다.

병원과 장례식장이 붙어 있다 보니 장례를 치르던 상주나 가족들이 두통을 느껴 외래를 찾아올 때가 있다. 물론 슬퍼서 눈물을 많이 흘렸을 테고 잠도 잘 못 잤을 테니 그런 원인에 의해 두통이 생길 수도 있지만, 사랑하는 가족이 떠나갔다는 슬픔과 스트레스 또한 무시할 수 없는 부분이다.

ICHD-3 2. 긴장형두통
Tension-type headache (TTH)
ICHD-3 A12.10 급성스트레스질환에 기인한 두통
Headache attributed to acute stress disorder

우울증은
두통을 자주 일으킨다

　우울장애는 매우 흔한 정신질환으로, 미국이나 유럽에서는 평생 유병률이 10.1~16.6% 정도 된다. 하지만 동양문화권에서는 5% 이하의 낮은 유병율을 보이는데, 이는 유병률 자체가 낮을 수도 있지만 정신질환 혹은 정신건강의학과 진료에 대한 거부감 때문에 환자가 병원을 찾아오지 않아 상대적으로 낮아 보이는 것일 수도 있다.

　주요우울장애의 증상은 여러 가지가 있다. 하루 대부분 나타나는 우울이나 슬픔 및 절망감, 일상생활 활동에 대한 흥미나 즐거움 저하, 식욕의 감소나 증가 혹은 뚜렷한 체중의 변화, 불면이나 과다수면, 정신적인 초조나 지연, 피로, 무가치함 혹은 과도한 죄책감, 집중력의 감소, 반복되는 자살사고 등이 나타나게 되며, 이런 증상들을 통해 진단을 하게 된다.

　두통은 우울증 환자에게서 흔히 나타나는 증상이나, 두통이 우울증에 의해 발생하는지에 대한 인과관계는 명확하지 않다. 상당수의 항우울제는 그 자체로도 두통에 효과적이기 때문에 증상이 좋아졌다 해도 우울증이 호전되어서 두통이 나아졌는지, 두통 자체가 좋아진 것인지 구분하기 힘들다.

　다만 두통이 우울삽화 시에만 발생하고, 우울증의 호전과 함께 사라진다면 우울장애에 기인한 두통으로 생각해볼 수 있다.

ICHD-3 A12.3 우울장애에 기인한 두통
Headache attributed to depressive disorder

망상이 심해지면
누구의 말도 믿지 않는다

망상이란 사고의 이상 현상으로, 병적으로 생긴 잘못된 판단이나 확신을 뜻한다. 비합리적이고 비현실적인 내용이며 매우 주관적인 확신을 동반한다.

이러한 망상이 두통을 유발할 수 있는 질환이나 상태와 연결되었을 때, 환자는 두통을 느낀다. 예를 들어 머릿속에 이물질이 들어갔다든가, 뇌종양이 생겼다는 망상을 하게 되면 그에 의해 두통을 호소하게 된다.

망상 환자는 질환이 존재하지 않는다고 반복적으로 설명해도 이해를 시킬 수 없으며, 망상이 좋아져야 두통 증상도 호전되게 된다. 따라서 일반 진통제 등에는 잘 반응하지 않는 경우가 많다.

ICHD-3 12. 정신과질환에 기인한 두통
Headache attributed to psychiatric disorder

중학생이 머리가 아플 때
놓치면 안 되는 것들

부적응이란 자신이 처해있는 환경과 조화를 이루지 못하는 상태를 말한다. 부적응은 욕구를 충족시키지 못하기 때문에 좌절감을 느끼게 만든다. 어른들에게도 나타날 수 있지만 어린이나 사춘기 청소년에게서 더 흔하게 나타난다.

자신의 요구가 충족되지 않기 때문에 그 긴장을 해소시키려는 여러 가지 비합리적인 적응기제가 발생하는데, 억압, 퇴행, 도피, 합리화, 공격 성향 등을 보이게 된다. 그 외에도 불안, 과민반응, 우울, 환각, 망상 등과 같은 증상이 발생하고 두통 및 손톱 깨물기 등도 나타날 수 있다.

간혹 중학생이나 고등학생이 두통으로 병원을 찾는 경우가 있는데, 대부분 학업스트레스 등에 의한 긴장성두통이나 편두통인 경우가 많았다.

하지만 경우에 따라서는 왕따라든가 학교폭력, 성적 학대 등에 의한 부적응이 원인이 될 수 있다는 것을 꼭 염두에 두어야 한다. 또한 청소년 우울증은 성인과 달리 짜증, 반항, 두통이나 복통, 등교 거부 등으로 나타나기도 한다.

ICHD-3 1.1 무조짐편두통
Migraine without aura
ICHD-3 2. 긴장형두통
Tension-type headache (TTH)

이제는 친근한 병,
공황장애

　예전에는 공황장애를 매우 심각하고 희귀한 질환으로 생각하는 사람들이 많았는데, 최근 일부 연예인들이 공황장애를 앓고 있다는 이야기가 간간히 들려오면서 꽤 친근한(?) 질환처럼 느껴지게 됐다.

　공황장애는 특별한 이유 없이 갑자기 극단적인 불안증상이 나타나는 질환으로, 극도의 공포심과 함께 심장이 터질 것 같거나 가슴이 답답하고 금방이라도 죽을 것 같은 느낌을 받게 된다. 대부분의 공황장애는 심한 스트레스를 경험한 후에 발생한다고 알려져 있고, 떨림, 손발 저림, 식은땀, 가슴통증 및 답답함, 호흡곤란, 어지럼증, 복통, 수면장애, 성욕감퇴 등이 일어날 수 있으며, 일부의 환자에서는 두통을 동반하게 된다.

　공황장애에서 두통이 나타나는 것은 스트레스가 주원인으로 생각되며, 공황장애에 기인한 두통은 공황장애 진단이 우선되어야 하며 오직 공황장애 발작 중에만 발생하여야 한다.

ICHD-3 A12.5 공황장애에 기인한 두통
Headache attributed to panic disorder

공포증을
이겨내야 한다

　고소공포증이란 높은 곳에 가면 극도의 불안과 공포가 유발하는 질환으로, 높은 곳에서 공포를 느끼는 사람은 꽤 흔히 볼 수 있다. 하지만 높은 곳에서 공포를 느끼는 것만으로 고소공포증이라 진단할 수는 없고, 활동의 제한이 있거나 높은 장소에 대한 과도한 회피 혹은 예기불안 등이 있어야 병적인 고소공포증으로 진단할 수 있다.

　고소공포증 외에도 다양한 공포증이 두통을 일으킬 수 있는데, 동물, 곤충, 자연환경, 피, 수혈, 비행기, 질식, 큰 소리, 밀폐되고 좁은 장소에 대한 공포 등이 이에 속한다. 이러한 공포증이 발생하였거나 발생할 것이라 예상되는 경우에만 두통이 생겨야 공포증에 의한 두통으로 진단할 수 있다.

　공포증은 여성이 남성보다 두 배 더 많이 발병하며, 체계적 탈감각 요법이 치료 방법으로 흔히 사용된다. 체계적 탈감각 요법이란 공포를 일으키는 자극 중 가장 약한 것부터 시작해 점차 강한 것으로 순차적 노출하여 공포 반응을 줄여가는 요법이다.

　공포증의 경우 약물치료만으로는 큰 효과가 없다고 한다.

ICHD-3 A12.6 특정 공포증에 기인한 두통
Headache attributed to specific phobia

정신질환 환자에게
두통이 더 흔할까

    정신질환을 앓고 있는 환자들이 두통을 호소하며 신경과를 찾는 경우가 꽤 많다. 그래서 나도 '정신질환을 앓는 사람은 두통을 자주 동반하는구나.'라고 생각한 적도 있었다.

    하지만 아직까지 정신질환과 두통의 연관성은 명확하게 밝혀진 바가 없으며, 정신질환자에게서 두통의 유병률이 높은 것은 의료서비스에 노출되다보니 더 많이 진단이 되어 그렇다고 알려져 있다. 다만 편두통이나 긴장형두통을 앓고 있는 환자가 정신질환을 앓는 경우에는 두통의 빈도와 강도가 증가하고 치료반응이 낮아진다는 연구결과가 있다.

    따라서 두통과 함께 정신질환이 의심되면, 정신건강의학과 전문의의 진료를 통해 정신질환을 명확히 확인해야 할 필요가 있다.

ICHD-3 12. 정신과질환에 기인한 두통
Headache attributed to psychiatric disorder

마음의 병이
신체 증상으로 나타난다

   환자는 증상을 호소하는데 이런저런 검사를 다 해봐도 아무런 이상이 없다면 환자도 의사도 답답한 노릇이다. 이럴 땐, 경우에 따라서는 신체화장애를 염두에 두어야 할 때도 있다.

   신체화장애란 심리적 요인이나 갈등이 신체적인 증상으로 나타나는 증상이다. 수년에 걸쳐 다양한 증상을 호소하지만 검사 상에서는 아무런 이상을 찾지 못한다. 30대 이전의 여성에게서 호발한다.

   증상은 다양해서 운동마비, 실명, 어지럼증, 실어증 등으로 나타나며, 두통으로 발현되기도 한다. 신체화장애에 동반된 두통은 단독으로 나타나기보다는 다른 증상들과 동반되어 나타나며, 다른 신체증상들이 악화됨에 따라 두통이 심해지고 다른 신체증상들이 좋아지면 두통도 호전되는 양상을 보인다.

ICHD-3 12.1 신체화장애에 기인한 두통
Headache attributed to somatization disorder

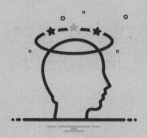

눈은 두통을 보여주는 거울이다

눈은 우리 몸에서 가장 중요한 신체부위 중 하나다. 눈이 보이지 않으면 일상생활에 매우 큰 장애가 생긴다. 눈에 티끌 하나만 들어가도 쓰라리고 신경이 쓰이며, 조금만 눈앞이 흐려져도 답답함을 느낀다.

눈에 생기는 질환과 이상은 두통을 동반하는 경우가 많지만 그것이 눈의 이상이라 생각하지 못하는 경우도 흔히 있다.

안경이 맞지 않으면
머리가 아프다

나는 난시와 근시가 심한 편이다. 안경을 맞출 때에도 공장에서 렌즈를 따로 주문해와야 할 정도다. 학생 시절 친구들이 장난을 치다가 내 안경을 빼앗아 써보기도 했는데, 이내 안경을 벗고 고개를 절레절레 흔들곤 했다. 초점이 맞지 않아 어지럽고 머리가 아프다 했다.

맞지 않는 안경에 의한 두통이 간혹 있다. 시력을 잘못 교정한, 맞지 않는 안경을 쓰게 되면 초점이 맞지 않게 되고 이로 인해 두통이 발생하게 된다. 새로 산 안경을 썼더니 계속 머리가 아프다면 안경이 본인의 시력에 맞게 만들어졌는지 확인해볼 필요가 있다.

다만 같은 도수라도 안경의 모양과 크기에 따라 일시적으로 불편감을 느끼는 경우가 있으니 참고하기 바란다.

ICHD-3 11.3.2 굴절이상에 기인한 두통
Headache attributed to refractive error

매직아이
아시는 분?

세상에 여러 가지 대회가 있지만, 멍 때리기 대회는 정말 독특한 컨셉을 가지고 있다. 현대인의 뇌를 쉬게 하자는 의도로 만들어진 행사다. 누가 가장 멍 때리기를 잘하나 겨루는 것인데, 3시간 동안 아무것도 하지 않고 시간을 보내야 한다. 말을 해서도, 시간을 확인해서도, 핸드폰을 봐서도 안 된다.

나도 멍 때리기를 좋아하는 사람이다. 가끔 머리가 복잡할 때는 그냥 멍하니 초점이 풀어진 채로 한 곳을 응시하곤 하는데, 그것 때문에 오해를 받은 적도 많다. 내가 상대방을 뚫어지게 쳐다본다고 생각한 것이다.

멍 때리기를 잘해서 좋은 게 한 가지 있는데, 바로 매직아이를 잘 본다는 것이다. 멍 때리기를 하면 초점이 풀리는데, 매직아이를 보려면 초점을 흐려야 하기 때문에 친구들이 매직아이를 잘 보지 못해 안절부절못할 때에도 나는 쉽게 보곤 했다.

매직아이를 보다가 두통을 느끼는 사람도 있었다. 인위적으로 초점을 변경시키는 것이기 때문에 눈에 상당한 피로감을 주기 때문이다. 그래서 매직아이를 너무 오래 쳐다보는 건 좋지 않은데, 정작 요즘은 매직아이 자체를 찾아보기가 어렵다.

더 재미난 것들이 많다보니 매직아이 또한 추억 저편으로 사라져가는 것 같다.

ICHD-3 11.3.2 굴절이상에 기인한 두통
Headache attributed to refractive error

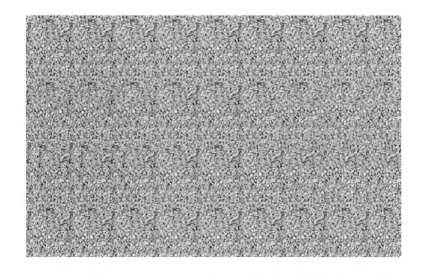

눈매교정술은 잘 됐는데
두통이 생겼다면?

압구정동에서 성형외과를 개원하고 있는 동기로부터 전화가 왔다. 눈매교정술은 참 잘 되었는데 수술이 끝나고 나서 환자가 심한 두통과 함께 구토를 한다는 것이었다. 그 이유를 내게 묻는데 일단 구토를 한다고 하니 겁이 덜컥 났다. 구토는 뇌막 자극이나 뇌압의 변화에 의해서도 생길 수 있기 때문이었다. 아무래도 CT를 찍어보는 게 낫지 않겠냐고 했더니, 근처 대학병원 응급실에 가겠다고 했다.

두어 시간이 지난 후에 어떻게 되었나 궁금해 전화를 걸었다. 응급실에 가는 도중에 증상이 좋아져서 다시 돌아왔다 했다. 어찌된 일이냐 물으니, 눈매교정술을 풀었단다. 너무 예쁘게 잘 돼서 정말 풀기 싫었는데, 아무래도 이거 때문인 것 같아 눈 딱 감고 풀었더니 바로 두통이 좋아졌다 한다.

큰일 없이 증상이 좋아졌다 하니 다행이긴 한데, 도대체 왜 두통이 생겼는지 궁금했다.

아마도 그 환자의 두통은 외당김두통이 아니었을까 싶다. 눈매교정술 때문에 피부가 당겨지면서 통증이 생겼고, 그것을 풀자 당김이 해소되어 두통이 나아진 것이다. 찾아보니 실제로 눈매교정술 후 이마가 당기면서 경미한 두통을 느낀 분들이 많았다.

눈매교정술 수술 후에 생기는 두통은 붓기가 빠지면서 좋아지는 경우가 많다 하니, 수술 초기에 두통이 생긴다 하더라도 심하지만 않으면 조금 지켜볼 필요가 있겠다.

ICHD-3 4.6.2 외당김두통
External-traction headache

사시가 생겨도
두통이 발생한다

우리의 눈은 항상 주시하고 있는 물체를 향해야 한다. 만약 양눈의 시선이 한 물체를 향하지 않으면 물체가 두 개로 보이고, 이런 경우를 사시라 한다.

사시는 여러 가지 원인에 의해 발생한다. 눈을 움직이는 뇌신경에 마비가 생기거나 근육질환, 뇌손상에 의해 일어나기도 한다. 그 결과 물체가 두 개로 보이는 복시가 나타나고 두통을 호소하게 되는데, 한쪽 눈을 가리면 두통이 현저하게 나아진다.

사시가 오래 지속되거나 심하면 오히려 두통이 좋아지기도 하는데, 경도의 사시가 발생하면 이를 교정하기 위해 모양근이나 외안근이 항상 수축이완을 해 근육피로가 쌓이지만, 아에 사시가 심하면 교정하려는 노력 자체를 하지 않기 때문에 근의 피로가 오지 않기 때문이다. 이럴 때는 상이 두 개로 맺혀도 환자는 하나의 상이 보이는 것으로 착각할 수 있다.

ICHD-3 11.3.3 사위 또는 사시(잠복 또는 지속사시)에 기인한 두통
Headache attributed to heterophoria or heterotropia (latent or persistent squint)

녹내장은
응급질환이다

한쪽 눈이 흐릿하면서 머리와 눈알이 빠질 듯이 아파 외래를 찾는 환자를 만나면 긴장하게 된다. 이런 경우 녹내장일 수 있기 때문이다.

녹내장은 안압이 올라가는 질환인데, 동양인에게 보다 흔하게 나타나며 연령이 증가할수록 발생 빈도가 높아진다. 독서를 오래 한 경우, 영화관람 등 어두운 곳에서 장시간 눈을 사용한 경우 등이 유발인자이며 눈과 눈 주위의 통증, 시력저하, 오심, 구토 등의 증상을 일으킨다.

일단 녹내장이 의심되면 안과 진료부터 빨리 받도록 해야 하는데, 안압이 지나치게 높아지면 영구적으로 시력이 상실될 수도 있기 때문이다.

녹내장에 의한 두통은 녹내장이 좋아지면서 현저하게 호전된다. 녹내장은 외견상으로 큰 이상소견을 보이지 않아 자칫하다가 진단이 늦어질 수 있기에 주의가 필요하다.

ICHD-3 11.3.1 급성녹내장에 기인한 두통
Headache attributed to acute glaucoma

눈이 아프면서
머리가 아프면?

안구에 염증질환이 발생하면 안구통이 생기고, 이것이 두통으로 이어질 수 있다. 홍채염, 포도막염, 결막염 등의 안구염증질환이 있을 때 안과적 치료를 적절히 하면 두통이 호전되는 것을 확인할 수 있다. 대부분 두통은 안구염증질환이 있는 쪽으로 발생한다.

때로는 삼차자율신경두통이 안과질환과 혼동되기도 한다. 삼차자율신경두통은 편측의 두통과 함께 결막충혈, 눈물, 코막힘, 콧물, 눈꺼풀부종, 이마와 얼굴의 땀, 홍조, 눈꺼풀 처짐 등이 동반된다. 군발두통, 돌발반두통, 단기지속편측신경통형두통발작, 지속반두통 등이 이에 속한다.

삼차자율신경두통은 상당히 심한 두통을 동반하고 안구염증질환은 안구통증이 심하므로 대략적인 구분이 가능하지만, 가능하다면 신경과 및 안과 전문의의 진료를 받아 정확한 진단을 받는 것이 좋다.

ICHD-3 11.3.4 안구염증질환에 기인한 두통
Headache attributed to ocular inflammatory disorder
ICHD-3 3. 삼차자율신경두통
Trigeminal autonomic cephalalgias (TACs)

눈앞이 잘 보이지 않을 때는
꼭 병원에 가야 한다

갑작스러운 두통을 호소하며 병원을 찾은 환자였다. 특이한 점은, 앞이 잘 안 보인다는 것이었다. 눈앞이 흐려진 것처럼 잘 보이지 않았고 앞머리가 심하게 아프며 토할 것 같다고 호소했다. 진료를 받는 내내 인상을 찌푸리며 욕설을 중얼거렸다. 너무 아파서 참을 수가 없다고 했다.

뇌 CT를 찍어보니 뇌하수체에 출혈이 보였다. 뇌하수체에 작은 종양이 있었는데 그곳에서 출혈이 생긴 것이다. 뇌하수체란 뇌의 가운데에 있는 작은 내분비기관이고 시상하부의 지배를 받아 여러 가지 호르몬을 분비한다. 뇌하수체의 바로 위에는 시신경과 시교차가 있는데, 뇌하수체 종양의 크기가 커지거나 출혈 등이 있게 되면 시신경을 눌러서 시야손상을 일으킬 수 있다.

환자의 두통을 호전시키기 위해 스테로이드 약물을 투여했고, 회진을 위해 찾아가보니 그는 밝게 웃으며 나를 반겼다. 병원에 왔을 때 욕을 중얼거리며 신경질을 내던 모습은 온데간데없었다. 증상이 좋아지니 본래 성격이 나온 것이다. 너무나 아프면 아무리 선한 사람도 욕이 나오는 모양이었다.

뇌하수체 종양에 출혈이 생기는 경우 합병증이나 후유증이 생길 수 있기에 빠른 치료가 필요하다. 두통과 함께 시야결손이 있다면 바로 병원에서 진료를 받아야 한다.

ICHD-3 6.9 뇌하수체졸중에 기인한 두통
Headache attributed to pituitary apoplexy

반맹은 시야의 반이
안 보이는 것을 뜻한다

반맹이란 시야의 반이 안 보이는 것을 말한다. 즉, 왼쪽 눈 시야의 반과, 오른쪽 눈 시야의 반이 안 보이는 것이다. 시계를 바라봤을 때 좌측 반맹은 숫자 7부터 11까지가 안 보이고 1부터 5까지는 잘 보인다. 우측 반맹은 반대다.

반맹은 쉽게 경험할 수 없는 증상이라 환자가 혼란에 빠지기도 한다. 좌측 반맹 증상이 있음에도 '왼쪽 눈이 안 보여요.'라든가, '눈이 침침해요.'라고 표현을 하기도 한다.

이러한 반맹이 발생하는 이유는 여러 가지가 있지만, 가장 대표적인 것이 시각중추인 뇌 후두부의 질환이다. 후뇌동맥경색이나 후두엽의 뇌출혈 등이다. 그 외에도 뇌하수체 종양에 의해 시신경교차가 눌릴 때 발생할 수 있다. 경우에 따라서는 편두통의 조짐증상이 부분적인 반맹으로 나타나기도 한다.

반맹은 두통의 원인이라기보다는 동반증상이지만, 매우 특징적인 증상이고 뇌병변의 가능성이 높기 때문에 따로 설명을 하였다.

두통과 함께 반맹이 나타난다면 즉시 병원에서 정밀검사를 받아봐야 한다.

ICHD-3 1.2 조짐편두통

Migraine with aura

ICHD-3 6.1.1 허혈뇌졸중(뇌경색)에 기인한 두통

Headache attributed to ischemic stroke(cerebral infarction)

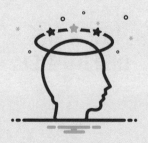

자연이 우리를
힘들게 한다

자연이라고 해서 항상 아름답기만 한 것은 아니다. 자연은 인간이 감당할 수 없을 정도의 강력한 힘을 가지고 있고, 우리의 신체에 매우 많은 영향을 미친다.

우리가 살아가는 자연환경이 때로는 우리에게 해를 입히고 머리를 아프게 만들곤 한다.

번개가 치면
머리가 아프다

번개 때문에 머리가 아프다고? 이게 말이나 될 법한 이야기인가?

하지만 말이 된다고 한다.

재미있는 연구결과가 있다. 미국에서 진행된 한 연구에 따르면 25마일 이내에서 발생한 번개는 두통의 위험성을 31%까지 올린다는 것이다. 왜 번개가 두통을 일으키는지는 잘 알려져 있지 않으나, 번개에서 방출된 전자파 등이 영향을 미쳤을 것이라 생각되고 있다.

특히 편두통에 있어 날씨 변화는 두통을 일으키는 유발요인으로 알려져 있는데, 높은 습도, 온도변화, 강풍, 폭풍우, 건조, 밝은 빛, 기압변화, 먼지가 많은 환경, 연기 등등이 편두통을 악화시킨다고 한다.

날씨 변화가 두통을 일으키는 기전은 아직 명확히 밝혀지지 않았다.

ICHD-3 1. 편두통
Migraine

땡볕에서 일하면
머리 아프기 딱 좋다

농촌 지역의 병원에서 일하다 보니 여름만 되면 땡볕에서 일하다가 두통이나 어지럼증을 느껴 병원을 찾는 어르신들을 종종 만나게 된다. 따가운 햇볕 아래에서 일하다가 생기는 두통은 고온 때문일 수도 있지만, 경우에 따라서는 높은 습도나 탈수 때문인 경우도 있다.

일사병은 심부 체온이 37도에서 40도 사이로 상승하여 어지럼증, 두통, 실신 등이 발생하는 질환이다. 일사병이 해결되지 않아 심부 체온이 40도 이상으로 올라가면 의식의 저하 및 섬망 등이 발생하는 열사병으로 진행된다.

일사병을 막기 위해서는 일하는 틈틈이 그늘에서 휴식을 취하고 충분한 수분을 섭취하는 것이 중요한데, 농사는 그때그때 해야 할 일들이 많기 때문에 몸에 무리가 가는 것을 알면서도 멈출 수 없을 때가 많다.

외과에 충수돌기염(흔히 맹장염으로 알려져 있다)으로 수술을 해야 하는 환자가 찾아왔는데, 바로 입원해서 수술하자고 하자 입원을 거부했다. 추수를 해야 하기 때문에 바빠서 입원은 안 되겠고, 3일 후에 다시 오겠다 했단다. 수술도 미루는 판에 땡볕 때문에 일을 거른다는 건 농사꾼 입장에서는 말도 안 되는 소리일 것이다.

한번은 급성 뇌경색으로 진단받은 환자가 입원을 안 하겠다 하여 이유를 물었는데, '짐승 밥 먹일 사람이 없슈.'라고 당당하게 말해서 말문이 막힌 적이 있다(여기에서 짐승이란 소, 돼지 등 가축을 뜻한다). 이해는 되지만 제발 몸 생각 좀 하면서 일하셨으면 좋겠다.

ICHD-3 14. 기타 두통질환
Other headache disorders

냉방병은
미신이다?

여름이 되어 에어컨을 틀게 되면 한쪽에서는 덥다고 에어컨의 온도를 낮추고, 다른 사람은 춥다며 에어컨의 온도를 높이는 일이 벌어진다. 지하철 기관사에게 민원이 들어왔는데 에어컨이 세서 너무 춥다는 민원과 에어컨이 약해서 더워 죽겠다는 민원이 동시에 들어왔다는 이야기도 있다. 모두에게 만족을 줄 수 있는 온도를 찾는 것은 참 어려운 일이다.

에어컨이 빵빵하면 시원하고 좋은데, 경우에 따라서는 냉방병을 호소하는 사람도 있다.

에어컨 바람을 쐬다 보면 머리가 아프거나 콧물, 재채기, 피로감 등을 느끼게 된다. 아예 'air-conditioningitis'이라는 이름을 붙여 냉방병이라 부르기도 하는데, 사실 이런 냉방병은 한국이나 일본 등에 국한된 표현이며 전 세계적으로는 통용되지도, 인정을 받지도 못하고 있는 형편이다. 또한 에어컨에 염증을 뜻하는 -itis를 붙이는 것 자체도 문법적으로 맞지 않다고 한다.

이러한 냉방병의 원인을 과도한 실내외 기온차로 설명하곤 하는데, 그렇다면 추운 겨울에 따뜻한 방에 들락거리는 것은 왜 똑같은 증상을 일으키지 않는가 하는 문제가 발생한다. 습도의 변화 때문이라는 설도 있으나 마찬가지로 고온다습한 동남아 지역에서는 왜 냉방병을 많이 호소하지 않는지에 대한 설명도 충분하지 않다.

우리나라에서만 통용되는 '선풍기를 틀고 자면 죽는다.'라는 fan death처럼, 외국에서는 냉방병을 미신처럼 생각하기도 한다.

하지만 우리나라에는 아직도 냉방병으로 고생하는 사람이 많으니 마냥 미신이나 착각으로 치부할 수는 없다. 아마도 겨울에는 두꺼운 옷을 입고 있기 때문에 외부의 온도변화에 즉각적으로 반응하지 않지만, 여름에는 얇은 옷을 입기에 온도변화에 민감하게 반응하여 다양한 증상이 나타나는 것이 아닌가 생각되는데, 아직까지 명확하게 밝혀진 바는 없다.

ICHD-3 4.5.1 저온자극의 외부 처치에 기인한 두통
Headache attributed to external application of a cold stimulus
ICHD-3 14. 기타 두통질환
Other headache disorders

두통이 심하다면
푸른빛을 피하라

　편두통 환자들이 빛에 민감하다는 것은 익히 알려져 있는 사실이다. 편두통이 생기면 광선공포증이 발생하기에 밝은 곳에 나가지 않으려 하고 어두운 집에 틀어박혀 있으려 한다.

　특히 편두통 환자들은 밝은 햇빛이나 깜박거리는 조명, 형광등 등에 의해 두통이 악화되는 것으로 알려져 있고 어떤 종류의 광원이든 영향을 미친다.

　빛이 밝을수록 증상이 심하게 나타나는데, 푸른빛이 특히 두통을 악화시킨다. 만약 두통이 자주 발생한다면 이러한 환경을 교정하는 것이 필요하다.

ICHD-3 1. 편두통
Migraine

어둡고 조용한 곳으로
피신하라

소리공포증은 광선공포증과 더불어 편두통에서 흔히 나타나는 증상이다. 소리에 대한 민감도가 증가해서 시끄러운 것을 참지 못하고 두통이 악화되는 것인데, 일부의 편두통 환자에게는 시끄러운 소리가 악화요인이 아닌 유발요인으로 작용하기도 한다. 소리에 민감해지기 때문에 작은 소리도 크게 들리고, 큰 소리는 더욱 크게 들려 참기 힘들어진다.

편두통을 앓는 사람은 되도록 어둡고 조용한 곳에서 쉬어야 두통 증상을 완화시킬 수 있다.

ICHD-3 1. 편두통
Migraine

물은
적당히 마셔야 한다

사람들은 무언가가 몸에 좋다고 하면 지나치게 집착하는 경향이 있다. 물 또한 마찬가지다. 물을 마시는 것이 좋다는 소문이 돌자 하루에 3리터 이상의 물을 마신 사람도 있다. 국내 한 TV 프로그램에서는 하루에 10리터의 물을 마신다는 사람이 나온 적도 있다. 물론 수분섭취를 충분히 하는 것은 건강에 좋은 일이지만, 뭐든지 과해서 좋은 것은 없다.

캘리포니아에서 개최된 물마시기 대회에서 우승한 20대 미국인 여성이 자택에서 숨진 채로 발견됐다. 사인은 아마도 물 중독으로 생각된다고 한다.

다량의 수분을 섭취해서 생기는 가장 대표적인 문제는 바로 저나트륨혈증이다. 체내 수분이 과잉되어 체액의 삼투압이 낮아지고 저나트륨혈증이 발생하게 되는데, 초기에는 의식저하, 무기력 등의 증상이 나타나나 교정되지 않으면 경련, 사망까지도 이를 수 있다.

물을 많이 마셨을 때 나타나는 두통도 저나트륨혈증과 연관이 있을 것으로 생각된다.

다이어트를 위해 물을 많이 마시는 분들이 있는데, 뭐든 과하지 않은 것이 중요하다.

ICHD-3 A10.8.2 기타 대사질환 또는 전신질환에 기인한 두통
Headache attributed to other metabolic or systemic disorder

탈수를 일으키는
상황을 피하라

물은 대략 우리 몸의 70% 정도를 차지하는데, 사람이 하루에 섭취하는 음식 속의 수분은 대략 1리터 정도이며, 나머지는 탄수화물이나 지방 대사 후 발생하는 수분이다. 수분섭취가 적거나 땀을 많이 흘리는 경우 탈수증상이 발생하는데 빈맥, 불안감, 두통 및 어지럼증, 의식저하 등을 일으킬 수 있다.

단순히 운동을 많이 했을 때에만 탈수에 의한 두통이 생길 거라 생각하는 경우가 많은데, 그 외에도 땡볕에서 일을 하거나 눈물을 많이 흘리는 것도 탈수를 일으킬 수 있으니 주의가 필요하다.

ICHD-3 A10.8.2 기타 대사질환 또는 전신질환에 기인한 두통
Headache attributed to other metabolic or systemic disorder

전자기파는 우리 몸에
어떤 영향을 미칠까

과학이 발달함에 따라 우리는 다양한 전자기파에 노출되게 되었다. 전자레인지의 마이크로파부터 핸드폰, 모니터, 전기장판, 와이파이 등등 전자기파는 우리 몸에 아주 근접해 있다. 이러한 전자기파가 우리 몸에 해로운 영향을 미치지는 않을지 걱정하는 사람들이 많다. 실제로 전기장판을 사용하고 두통이 생겼다는 사람도 있는데, 전자기파와 두통은 어떤 관련이 있을까?

결론적으로 말하자면, 아직까지는 전자기파가 두통을 일으킨다는 명확한 증거는 없다. 그렇다면 전자기파에 의해 두통, 어지럼증, 오심 등 여러 가지 증상이 나타나는 사람은 어떻게 설명해야 할까?

이러한 증상이 생기는 이유를 대부분 노시보 효과(Nocebo effect)라고 보고 있다. 노시보 효과는 플라시보 효과와 반대의 개념이다. 아무런 효력이 없는 약이라도 환자가 효과 있다고 믿으면 증세가 호전되는 것을 플라시보 효과라 한다. 반대로 효과가 좋은 약도 환자가 불신 하면 효과를 보이지 않고, 실제로 병에 걸리지 않았음에도 불구하고 자신이 병에 걸렸다고 믿으면 비슷한 증상들을 겪게 되는 것을 노시보 효과라 한다. 가려움이 심한 피부병 환자와 같이 생활하다 보면 병에 걸리지 않았는데도 자기도 모르게 몸이 가렵게 느껴지거나, 임상시험에서 실제 약을 먹지 않았는데도 약 부작용이 있다고 느끼는 것들이 대표적이다. 아마도 전자기파가 몸에 안 좋다는 이야기를 많이 듣다보니 자기도 모르게 전에 없던 증상을 느끼는 것이 아닐까.

하지만, 전자기파에 의해 생기는 증상을 모두 노시보 효과로 치부하기는 이르다.

미국 캘리포니아 주 보건당국은 최근 스마트폰 전자파에 장기간 노출되면 뇌암이나 무정자증, 기억력 감퇴, 수면장애가 유발될 수 있으니 잠을 잘 때 스마트폰을 멀리해야 한다고 발표했다. 프랑스 법원은 전자기파에 극도로 민감해 일을 할 수 없다는 한 전직 극작가에게 정부가 장애수당을 지급해야 한다는 판결을 하기도 했다.

아직 전자기파가 인체에 유해한 작용을 한다는 연구결과가 나온 바는 없으나, '아직' 없다는 뜻이지 건강에 해롭지 않다는 뜻은 아니다. 추후 진행될 연구결과를 기다려봐야 한다.

ICHD-3 14.2 명기되지 않은 두통
Headache unspecified

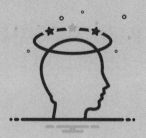

외상은 두통의
흔한 원인이다

사람은 예기치 않은 위험 속에서 살아간다. 아무리 조심해도 불가항적으로 다가오는 위험을 피하지 못할 때가 있다.

원치 않았던, 그리고 예상치 못했던 사고들. 그런 사고들이 두통을 악화시킨다.

사다리에서 떨어져서
머리를 다치다

인간의 몸은 취약하다. 어른이 되면 우리의 몸도 매우 단단하고 강인해질 것이라 믿지만, 실제 인간의 몸은 연약하기 그지없다. 별 것 아닌 외상에도 쉽사리 목숨을 잃거나 장애가 남는 것이 인간이다. 나는 외상을 전문으로 하는 의사는 아니지만, 의사로서 살아오며 이런저런 일로 다쳐서 병원을 찾는 이를 많이 봐왔다. 그럴 때마다 느끼는 것이, 인간이란 왜 이렇게도 연약한 존재인가 하는 것이었다.

시골의 병원에서 일하다 보면 다쳐서 병원을 찾는 사람을 많이 보게 되는데, 주로 농업과 관련된 일이다. 경운기가 전복돼서 깔리는 경우도 있고, 나무에서 떨어지기도 한다. 예초기를 돌리다가 자갈이 튀어 맞을 때도 있다. 사다리를 타고 올라갔다가 떨어진 사람도 부지기수다. 다치는 부위는 각양각색인데, 머리를 다친 사람도 꽤 있었다. 그리고 그들 중 일부는 지속적인 두통을 호소했다.

머리를 다친 사람에게 왜 두통이 생기는지는 아직까지 정확히 밝혀지지 않았다. 축삭 손상이나 뇌 대사 장애, 뇌혈류역동학적 장애 등이 의심되나 불분명하다. 아마도 우리가 모르는 다른 원인이 있을 거라는 생각도 든다. 전자현미경이 발명되기 전까지는 바이러스의 존재를 모르고

세균만 들먹였던 예전 의사들처럼 말이다.

머리의 외상에 의한 두통은 주로 외상 1주일 이내에 나타나지만, 꼭 정해진 것은 아니다. 병리기전이 밝혀지지 않은 만큼 증상의 발현시간도 특정할 수 없다. 3개월 이내에 좋아지는 경우는 급성두통으로 분류하지만, 3개월 이상 지속되는 지속두통으로 이어질 수도 있다.

머리 외상에 의한 두통은 흔히 어지럼증이나 피로, 불면증, 불안, 기억력장애 등을 동반하기도 한다.

ICHD-3 5. 머리와 목의 외상 및 손상에 기인한 두통
Headache attributed to trauma or injury to the head and/or neck

뇌는
물 위에 떠 있는 상태다

CT나 MRI를 찍어보면 그 사람이 예전에 어떻게 뇌에 손상을 입었었는지를 대략적으로 알 수 있다. 몸에 상처가 나면 흉터가 남듯이 뇌도 손상을 입으면 자국이 남는다. 그런데 신기하게도, 교통사고 등으로 왼쪽 앞머리를 부딪친 사람의 CT를 보면 뇌손상이 오른쪽 뒷머리에 있다.

왜 그럴까?

뇌는 척수에 매달려 뇌척수액이라는 물 위에 둥둥 떠 있는 상태다. 교통사고가 나면 뇌는 가만히 있는데 머리뼈가 앞으로 확 쏠리게 되고, 그러다보니 뒤쪽 뇌가 머리뼈에 부딪혀 손상을 입게 되는 것이다.

이렇듯 교통사고는 직접적으로 머리가 어딘가에 부딪혀 생기는 외상 외에도, 머리가 가속과 감속을 하며, 그리고 목이 굴곡되고 신전되면서 발생하는 외상이 쉽게 발생된다. 이것을 채찍질손상(whiplash)이라고 한다.

이 역시 다른 외상에 의한 두통과 마찬가지로 주로 7일 이내에 발생하게 되고, 3개월을 기준으로 급성두통과 지속두통으로 나눈다.

ICHD-3 5.3 채찍질손상에 기인한 급성두통
Acute headache attributed to whiplash
ICHD-3 5.4 채찍질손상에 기인한 지속두통
Persistent headache attributed to whiplash

사소한 외상에도
뇌출혈이 생길 수 있다

자신을 운동중독이라 부르는 사람들이 있다. 하루라도 운동을 하지 않으면 몸이 찌뿌듯하고 답답해서 견디지를 못한다.

나는 겨울이면 스노보드를 타는데, 스피드보다는 겨울풍경을 구경하는 재미에 타는 것 같다. 운동중독과는 거리가 멀기에 여름이면 딱히 운동을 할 생각을 하지 않는다.

스노보드를 정말 좋아하는 운동중독자들은 여름이 되면 웨이크보드를 타러 호수로 간다.

내 지인 중 한 명도 여름에 웨이크보드를 탔는데, 한번은 두통이 너무 심해서 병원에 찾아갔다. 병원에서 CT를 찍어보자고 했지만 약부터 먹어보겠다고 하고 버텼는데, 나중에는 두통이 점점 심해지고 어지럽고 구토까지 발생해 2주 만에 CT를 찍었다. 결과는 경막하출혈이었다.

경막하출혈은 뇌를 둘러싸고 있는 경막의 안쪽에서 피가 고이는 것인데, 외상에 의해 이곳의 혈관이 파열되게 되면 출혈이 매우 천천히 일어나게 된다. 처음에는 가벼운 두통으로 시작하지만 시간이 지날수록 두통이 심해지고, 뇌가 압박되면서 구토와 어지럼증, 마비 증상이 나타난다. 출혈이 지속되면 의식이 혼미해질 수도 있다.

지인도 웨이크보드를 타다가 넘어지면서 물에 부딪힌 적은 있지만 그리 심한 충격도 아니었고, 설마 뇌출혈이랴 싶어 참았던 것이다.

경막하출혈은 이렇게 사소한 외상에 의해서 생길 때가 많다. 특히 노인이나 술을 많이 마시는 사람은 경막하출혈이 잘 일어나니 아무리 살짝 부딪혔다 해도 가볍게 여겨서는 안 된다.

ICHD-3 5.2 머리의 외상손상에 기인한 지속두통
Persistent headache attributed to traumatic injury to the head

연탄가스 중독에는
고압산소치료가 효과적이다

예전에는 연탄가스에 중독되어 병원에 실려 오는 사람이 꽤 있었다. 나라가 발전하고 소득이 늘어나면서 점점 연탄을 사용하는 사람이 줄었지만, 아직도 일산화탄소 중독으로 실려 오는 사람이 적지 않다. 형편이 넉넉하지 못해 연탄을 사용하는 사람도 있고, 개인 혹은 마을에서 관리하는 찜질방에서 나무를 때다가 중독되는 경우도 있다. 자살목적으로 차 안에서 번개탄을 피우기도 한다.

일산화탄소는 혈액 내의 헤모글로빈에 붙는데, 산소가 헤모글로빈에 결합하는 것을 막아 산소부족을 일으킨다. 일산화탄소헤모글로빈의 수치가 20% 이하인 경우 경미한 두통만이 발생하지만, 30~40%에 이르면 극심한 두통과 함께 구역, 구토, 시야장애가 발생한다. 40% 이상이 되면 의식저하가 생긴다.

일산화탄소 중독은 고압산소치료를 하면 아주 극적으로 좋아지기도 한다. 하지만 요즘은 고압산소치료를 할 수 있는 설비를 갖춘 병원이 많지 않기 때문에 치료시기를 놓치지 않도록 조심해야 한다.

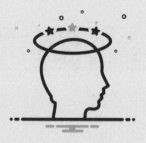

아픈데
머리까지 아프다니

두통은 그 자체로도 질환이지만, 다른 질환의 증상으로 나타나기도 한다. 이런 두통을 이차두통이라 하는데, 아픈 것도 서러운데 두통까지 생기니 정말 죽을 맛이다.

첩첩산중이요, 엎친 데 덮친 격이다.

두통은
혈압이 올라서 생긴다?

드라마를 보다 보면 격한 감정으로 싸우다가 집안의 어르신이 뒷목을 붙잡고 "으으윽~!" 하는 신음소리와 함께 비틀비틀 거리는 장면이 가끔 나온다. 그런 드라마의 영향인지, 외래에 두통으로 오는 환자 중에는 "내가 화나는 일이 있어서 혈압이 오르다보니 뒷목이 아프다."라고 말씀하시는 분들이 있다. 고혈압 때문에 두통이 생겼다는 말인데, 이 말은 과연 맞는 말일까?

정답은 맞는 말일 수도 있고, 아닐 수도 있다.

일단 드라마에서 나온 장면부터 살펴보면, 저렇게 뒷목을 붙잡고 쓰러지는 것은 두통이 아니라 대부분 미주신경성 실신이다. 미주신경성 실신이란 놀라거나 화가 나거나 하여 교감신경이 급격히 항진되는 경우, 그것을 교정하기 위해 부교감신경이 과다하게 작용하여 혈압이 떨어지면서 실신하는 것을 말한다. 깜짝 놀라거나 피를 보거나 화를 내다가 쓰러지는 것 모두 미주신경성 실신에 해당한다.

그런데 왜 꼭 뒷목을 잡고 쓰러질까? 그건 아마도 드라마의 극적 표현을 위한 것 같다.

고혈압과 두통의 상관관계는 아직 논란이 있으나, 만성 고혈압환자에게서 나타나는 중등도의 고혈압(160-179/100-109mmHg)은 두통을 일으키지 않는 것으로 알려져 있다. 혈압 때문에 머리가 아프다는 말은 타당성이 조금 떨어진다는 것이다.

그럼 혈압과 두통은 전혀 상관이 없을까? 그렇지도 않다. 일반적인 사람에게 나타나는 두통은 대부분 혈압과 상관이 없지만 특수한 경우 고혈압이 두통을 일으킬 수도 있다. 동맥혈압이 발작적으로 상승할 경우 두통이 생길 수 있는데, 급격하게 수축기 혈압이 180mmHg 이상 혹은 이완기 혈압이 120mmHg 이상이 될 때가 이에 속한다. 발작적인 고혈압이 지속되면 두정, 후두부의 뇌에 이상이 생기면서 혼동, 의식저하, 시각장애가 나타날 수 있다.

그럼 왜 혈압이 오를 때마다 두통이 생긴다고 느끼는 걸까? 오히려 스트레스 등에 의해 두통이 생기고, 스트레스 및 두통 때문에 교감신경이 항진되어 혈압이 오르는 경우가 많다. 앞뒤가 바뀐 것이다. 그러니 혈압을 낮추려는 노력을 하기 전에 다른 두통의 원인이 있는지부터 확인해보는 것이 좋다.

외래에 방문하는 환자 중에는 혈압이 올라서 머리가 아픈 줄 알고 다른 사람의 혈압약을 빌려서 먹거나, 원래 먹던 혈압약을 두 알 이상 드시고 온 분도 있었다. 임의로 혈압약을 먹었다가는 저혈압 때문에 건강을 해칠 수도 있으니, 절대 의사의 지시 없이 혈압약을 복용해서는 안 된다.

ICHD-3 2. 긴장형두통
Tension-type headache (TTH)
ICHD-3 10.3.3 고혈압뇌병증에 기인한 두통
Headache attributed to hypertensive encephalopathy

갑상샘 기능저하증이
두통의 원인이 된다

갑상샘은 목 앞 중앙에 있는 나비모양의 내분비기관으로, 갑상샘 호르몬과 칼시토닌을 만들고 분비한다. 갑상샘은 여러 가지 요인에 의해 기능이 항진되거나 저하될 수 있는데, 갑상샘 기능 항진증의 경우 체중감소, 빈맥, 두근거림, 손 떨림, 피로감, 초조함 등이 나타날 수 있고, 기능이 저하되는 경우 만성적인 피로, 식욕부진, 체중 증가, 피부 건조 등이 생길 수 있다.

갑상샘 기능 저하증 환자의 약 30%에서 두통이 발생한다고 알려져 있는데, 그 기전은 정확히 밝혀지지 않았다. 대부분 양측의 비박동성 두통인데, 갑상샘 호르몬 수치가 정상화되면 두통 또한 사라지게 된다.

ICHD-3 10.4 갑상샘저하증에 기인한 두통
Headache attributed to hypothyroidism

심장질환을
주의하라

    심장 때문에 머리가 아플 수 있다는 것은 매우 중요한 사실이다. 운동을 할 때 심한 두통이 발생한다면 일반적으로는 운동두통을 떠올리겠지만, 경우에 따라서는 심장허혈발작 때문에 생기는 두통일 수도 있다. 가슴이 답답하거나 흉통이 지속되는 경우 속히 심장질환에 대한 진료와 검사를 받을 필요가 있다.

    심장두통은 급성심장허혈이 규명되어야 하며, 따라서 니트로글리세린에 의해 호전되게 된다. 심장두통이 무전조편두통과 혼동되는 경우 트립탄을 투여할 수 있는데, 그 결과 혈관수축작용에 의해 환자의 상태가 악화될 수도 있으니 주의를 요한다.

    가슴의 통증을 동반한 운동두통은 꼭 심장내과 전문의의 진료를 받아야 한다.

ICHD-3 10.6 심장두통
Cardiac cephalalgia

뇌압이 오르면
두통이 생긴다

뇌척수압의 변화는 두통을 일으킬 수 있다. 뇌척수압이 올라가도 두통이 생기고, 내려가도 두통이 생긴다.

뇌척수압이 올라가는 병은 여러 가지가 있다. 대표적인 것이 수두증이다.

머리뼈 안에는 뇌척수액이라는 투명한 체액이 뇌와 척수를 감싸고 있고, 뇌의 안쪽 뇌실이라는 빈 공간에도 뇌척수액이 차 있다. 맥락총혈관에서 만들어진 뇌척수액은 소뇌 주변의 제4뇌실의 출구를 지나 척추를 순환한 다음 상시상 정맥동을 통해 흡수된다. 이러한 뇌척수액의 물길이 어떠한 이유에 의해 막히는 경우, 뇌척수액이 축적되어 뇌실이 커지고 뇌압이 올라가는 수두증이 발생하게 된다.

수두증만이 두개내압을 상승시켜 두통을 일으키는 것은 아니다. 종양, 뇌졸중 등 다양한 원인들이 있는데, 원인을 찾지 못하는 경우를 특발두개내압상승에 의한 두통이라고 한다. 예전에는 증상이 뇌종양 같은데 종양이 없다 하여 뇌거짓종양이라고도 불렀다. 특발두개내압상승은 젊은 비만여성에게서 자주 발생한다.

그 외에도 약물 부작용으로 뇌압이 올라갈 때가 있고, 급성간부전이나 심부전, 고탄산혈증 등에서도 두개내압이 올라갈 수 있다. 신장이식 후 사용하는 면역억제제 사이클로스포린의 사용 후 뇌거짓종양이 발생하기도 한다.

두개내압상승에 의한 두통은 뇌척수압을 떨어뜨리면 호전되는데, 요추천자 등이 도움이 될 수 있다. 다만 원인질환이 해결되지 않는다면 뇌척수압은 다시 상승하게 되므로 원인질환 해결이 중요하다.

ICHD-3 7.1.3 수두증에 속발한 두개내압 상승에 기인한 두통
Headache attributed to intracranial hypertension secondary to hydrocephalus

기침할 때
왜 머리가 아플까

재채기나 기침을 하고 나면 머리가 깨질듯이 아픈 경험이 있을 것이다. 세게 코를 푼 다음에도 머리가 띵하게 아프곤 한다. 이런 건 왜 생기는 걸까?

이 두통을 이해하려면 발살바(valsalva) 수기에 대한 이해가 필요하다. 발살바 수기란 숨을 참은 상태에서 배에 힘을 꽉 주면 순간적으로 흉강내압이 증가하게 되는 것을 말한다. 흉강내압이 증가하면 이 압력은 뇌척수액으로 전달되고, 두개강내 정맥혈압의 증가를 초래해 두통을 일으킬 수 있다.

재채기라는 것은, 코의 점막이 자극받아 발생하는 반사운동이다. 코의 점막에 화학적 혹은 물리적 자극이 가해지면 유해한 자극물질을 내보내기 위해 강한 재채기가 유발되는데, 재채기를 하기 위한 준비과정에서 흉강의 압력이 급격하게 올라가게 된다. 주사기로 말하자면 주사기 입구를 손으로 막은 상태에서 피스톤을 누르는 것과 마찬가지인 상태다. 그 상태에서 손을 떼면 주사기 입구에서 강한 바람이 뿜어져 나온다. 재채기도 마찬가지다. 흉강 압력이 높아진 상태에서 비인강이 열리게 되면 재채기를 하게 된다.

기침이 재채기와 다른 점은, 자극받는 곳이 코의 점막이 아닌 기도라는 것이다. 기도 안으로 이물질이 들어오거나, 기도의 분비물이나 염증물질, 즉 가래 등이 생기면 그것을 외부로 배출하기 위해 발생하는 것이 기침이다. 이때도 역시 준비과정에서 흉강의 압력이 급격히 올라가기 때문에 발살바수기와 같은 상태가 되고, 두통을 발생시키게 된다.

이런 두통을 원발기침두통이라 하는데, 주로 후두부의 양측성 두통으로 40세 이후에 주로 발생하는 것으로 알려져 있다. 일부에서는 소뇌가 척추강으로 돌출되는 아놀드키아리기형이나 척추기저동맥질환, 종양등의 뇌병변에 의해 발생하기도 한다. 2006년 고려대학교 의과대학 신경과학교실에서 발표한 증례에 따르면 좌측 내경동맥 주위에 발생한 전이암이 발작적인 두통과 기침을 유발한 바 있다. 특히 소아에게 나타나는 기침두통은 꼭 뇌병변 여부를 확인해봐야 한다.

ICHD-3 4.1 원발기침두통
Primary cough headache

감기 걸리면
두통도 따라온다

뇌나 중추신경계의 감염이 아닌 전신감염에서도 두통은 흔히 나타난다. 고열이 날 때 두통이 많이 발생하는데, 때로는 발열 없이도 나타날 수 있다. 따라서 전신감염에서 두통이 일어나는 이유가 발열만은 아니다. 감염을 일으킨 미생물 자체의 영향이 있을 수 있고, 면역염증 매개 물질들이 관여를 하고 있으리라 생각된다.

전신감염에 있어 두통은 감별진단에 큰 도움을 주지 못한다. 여러 가지 질환에서 나타날 수 있는 증상이기 때문이다.

우리가 전신감염으로 두통을 느끼는 가장 흔한 질환은 아마 감기일 것이다. 감기는 리노바이러스(Rhinovirus)나 코로나바이러스(Coronavirus) 등이 사람의 코나 목을 통해 들어와 감염을 일으키는 질환이다. 주로 콧물, 기침, 코막힘, 근육통 등이 주증상이지만 두통도 흔하게 나타난다.

두통은 감기의 증상이 발현되기 시작하면서 점점 심해지고, 감기가 나아지면서 호전되는 양상을 보인다. 이러한 전신감염에 의한 두통은 염증반응이 호전되면서 사라지는 경우가 대부분이지만, 만성적으로 지속될 수도 있다. 기침에 의한 두통도 흔하다.

ICHD-3 9.2.2 전신바이러스감염에 기인한 두통
Headache attributed to systemic viral infection

축농증
치료가 중요하다

흔히 축농증이라 알려져 있는 질환은 급성 혹은 만성 부비동염을 뜻한다. 부비동이란 코 주위의 얼굴뼈 속에 있는 빈 공간으로, 이 부비동 내에 염증이 발생하고 농양이 차는 질환을 부비동염이라 한다. 염증이 발생한 지 4주 이내인 경우는 급성 부비동염으로, 3개월 이상 지속될 경우는 만성 부비동염으로 정의한다.

급성 부비동염은 두통을 일으키는 것으로 알려져 있다. 침범된 부위의 동통이 동반되는데, 대개 이마나 앞 얼굴 쪽의 통증으로 발현되며 부비동염이 호전되면서 두통도 나아진다.

만성 부비동염 환자 중 투약만으로 증상이 호전되지 않아 수술적 치료를 받아야했던 환자의 69%에서 두통이 있었다는 보고가 있다. 하지만 만성 부비동염이 두통을 일으키는지에 대해서는 아직 논란의 여지가 있다. 실제로 뇌 MRI를 찍은 환자들 중 심한 만성 부비동염이 있는 환자에게 두통이 있느냐고 물으면 부인하는 경우가 많다.

때로는 비강점막이 서로 접촉하는 질환에서 두통이 일어나기도 한다. 비중격만곡이나 비용종 등이다. 비중격기형으로 수술 받은 환자의 48%에서 두통이 있었다 하며, 내과적 치료가 효과가 없는 경우 수술적 요법이 도움이 되기도 한다.

ICHD-3 11.5.1 급성비부비동염에 기인한 두통
Headache attributed to acute rhinosinusitis
ICHD-3 11.5.2 만성 또는 재발 비부비동염에 기인한 두통
Headache attributed to chronic or recurring rhinosinusitis

중이염은
귀 통증의 중요한 원인이다

    귀의 염증이나 종양 등은 두통을 유발하기도 한다. 귀의 염증 중 가장 대표적인 것이 중이염이 아닐까 싶은데, 중이염이 심할 때에도 두통이 생길 수 있다.

    다만, 이러한 귀의 염증에 의한 두통인 경우 이통(ear ache)이 주 증상이며, 두통은 그에 동반되어 나타나는 경우가 많다. 즉 이통을 동반하지 않은 두통인 경우 중이염이 있다 하더라도 다른 원인에 의한 통증일 가능성이 높다.

    귀의 염증에 의한 두통은 염증이 호전되면 같이 좋아지는 경우가 대부분이다.

ICHD-3 11.4 귀질환에 기인한 두통
Headache attributed to disorder of the ears

고열과 두통, 구토가 동반되면
뇌수막염을 의심하라

열이 나고 두통이 생겨서 방문한 환자에게 '뇌수막염입니다.'라는 말을 하면, 그런 건 어린아이나 걸리는 것 아니냐고 질문할 때가 있다.

뇌수막염은 어린아이에게서 호발하지만, 어른에게도 흔한 질환이다. 대부분은 바이러스성이기에 시간이 지나면서 저절로 호전되나 세균성 뇌수막염이나 헤르페스 뇌염 등은 의식저하, 혼동, 성격변화, 마비 등의 증상이 동반될 수 있기 때문에 초기에 빨리 치료를 하지 않으면 후유증이 남거나 사망까지도 가능한 무서운 질환이다.

바이러스성 뇌수막염의 증상은 크게 발열, 두통, 구토 세 가지이다. 만약 고열이 나면서 두통과 함께 토하는 증상이 있으면 반드시 뇌수막염을 염두에 두어야 한다. 경부경직이 나타날 수 있으나, 경부경직이 없다 하여 뇌수막염이 아니라는 뜻은 아니니 주의를 요한다.

뇌수막염에서의 두통은 직접적인 뇌막자극에 의해 발생하는 것으로 알려져 있다. 세균 독소 및 여러 가지 염증매개물질 혹은 뇌압 상승에 의한 두통도 발생할 수 있다. 적절한 항생제 치료나 대증요법으로 염증이 완화되면 두통도 호전되지만, 일부 세균수막염에서는 3개월 이상 두통이 지속될 수도 있다.

ICHD-3 7.3.2 무균(비감염)수막염에 기인한 두통

Headache attributed to aseptic (non-infectious) meningitis

ICHD-3 9.1.1 세균수막염이나 수막뇌염에 기인한 두통

Headache attributed to bacterial meningitis or meningoencephalitis

ICHD-3 9.1.2 바이러스수막염이나 뇌염에 기인한 두통

Headache attributed to viral meningitis or encephalitis

ICHD-3 9.1.3 두개내 진균이나 기타 기생충감염에 기인한 두통

Headache attributed to intracranial fungal or other parasitic infection

껌 씹는
습관을 버리자

30대 남자 환자가 두통을 호소하며 진료실에 들어왔다. 오른쪽 옆머리가 많이 아프다고 하였다. 다른 증상이 있는지 차근차근 물어보니 턱관절이 부자연스럽다고 했다. 입을 크게 벌리기가 힘들고 가끔 턱에서 달칵달칵 소리도 났다. 음식을 오래 씹다 보면 두통이 생기기도 하고 말을 오래 해도 아프다 했다.

이런 두통은 턱관절의 이상에 의해 생겼을 가능성이 높다. 턱관절에 문제가 있는데 왜 머리가 아프냐고 의아해하겠지만, 우리 몸에는 '연관통(referred pain)'이라는 것이 존재한다. 연관통이란, 질병의 원인 부위와 통증의 지점이 다른 것을 말한다. 턱관절에 문제가 있어도 그 통증이 전달되는 신경과 같은 분지에 있는 다른 곳이 아플 수 있는 것이다.

턱관절 이상에 의한 통증은 측두하악장애(temporomandibular disorder)라고도 하는데, 이는 턱관절, 저작근 및 이와 관련된 두경부 근골격계의 이상기능 및 통증을 포함하는 용어다. 외상, 퇴행성관절장애, 아탈구, 관절강내 출혈, 감염, 근막통증장애 등 여러 가지 원인에 의해 발생한다.

가장 흔한 증상은 한쪽 혹은 양쪽의 안면 통증이다. 귀, 옆머리, 눈 주위 쪽으로 통증이 발생하고 무디게 아프거나 쑤시기도 한다. 음식 씹기,

하품, 대화 등에 의해서 증상이 악화된다. 입이 잘 안 벌어지고 경우에 따라서는 입을 벌리면 턱이 한쪽으로 쏠리기도 한다.

껌을 자주 씹는 것도 두통의 원인이 될 수 있다. 턱관절에 부담을 주기 때문이다.

턱관절 장애가 있는데 진통제만 먹는다고 해결될 문제가 아니다. 가벼운 증상인 경우 시간이 지나면서 저절로 호전되는 경우도 있지만, 증상이 심하다면 턱관절 자체에 대한 치료가 필요하다. 교합장치를 사용하거나 수술적인 치료를 고려해볼 수 있다.

ICHD-3 11.7 턱관절질환에 기인한 두통
Headache attributed to temporomandibular disorder (TMD)

사랑니는
사랑처럼 아프다

치아 질환은 치통을 유발할 수 있으나 그것이 두통으로 진행되는 경우는 많지 않다. 하지만 일부의 환자에서는 연관통을 통해 두통처럼 느껴질 수도 있으며, 한 연구에서는 두통 환자의 약 25%가 치통과 관련이 있다고 보고한 바 있다. 그 중 특별한 두통이 있는데 바로 사랑니에 의한 두통이다.

사랑니란 영구치열 중 가장 늦게 나오는 치아인데, 대부분 사춘기 이후 17-25세에 통증을 동반하며 나게 되어 첫사랑을 앓듯 아프다는 뜻으로 사랑니라는 이름을 갖게 되었다고 한다.

사랑니는 치열의 맨 안쪽에 공간이 부족한 상태로 자리를 잡고 있기 때문에 관리가 힘들어 여러 가지 문제를 일으킬 때가 많으며, 공간의 부족으로 치아끼리 눌리면서 통증을 일으키게 되는데, 이 통증이 두통으로 진행될 수 있다.

통증이 심한 경우 발치를 통해 해결할 수 있는데, 사랑니는 개인마다 크기나 위치의 차이가 크므로 치과 의사의 진단에 따라 조심스럽게 치료해야 한다.

ICHD-3 11.6 치아 또는 턱 질환에 기인한 두통
Headache attributed to disorder of the teeth or jaw

의자는
바른 자세로 앉자

두통 환자 중에는 뒷목이나 어깨가 아프다고 하시는 분들이 많다. 이렇게 경추질환에 의하여 발생하는 두통을 '목 질환에 기인한 두통'이라 하며, 가장 대표적인 것이 바로 경부인성 두통이다.

하지만 이 진단에는 주의가 필요하다. 경부인성 두통이 아닌데도 뒷목이 아프다는 이유만으로 경부인성 두통으로 오인될 가능성이 있기 때문이다.

경부인성 두통을 진단하려면, 두통의 원인으로 받아들여지는 경추 혹은 목의 질환이나 병소가 검사에 의해 밝혀지거나 목이 통증과 관련이 있다는 임상징후가 있고 그 병소가 치료된 후 두통이 사라져야 한다.

인두뒤건염에 의한 두통도 있는데, 이 경우 목을 뒤로 젖혔을 때 통증이 심해지며, 목을 돌릴 때에도 두통이 나타날 수 있다.

목 근육을 과다하게 사용할 경우, 그에 의해 두통이 생길 수도 있다. 지속적인 불편한 자세나 운동, 외부압력에 의해 유발되곤 한다. 어깨 근육에서 발생한 근막동통에 의해서도 생긴다.

현대인에게서 목 통증을 동반한 두통을 일으키는 흔한 원인 중 의자를 빼놓을 수가 없다.

우리는 하루의 상당시간을 의자에 앉아 지낸다. 학생은 물론이요, 사무직도 하루 종일 의자를 떠나지 못한다. 술자리를 할 때도, 컴퓨터게임을 할 때도 의자에 앉는다. 문제는 의자에 앉는 자세가 올바르지 않다는 것이다. 다리를 꼬고 삐딱하게 앉거나, 의자 끝에 엉덩이만 걸치고 앉거나, 의자에 눕다시피 하여 컴퓨터를 하는 자세는 목과 어깨, 허리에 부담을 줄 수밖에 없다. 때문에 되도록 편한 의자에 앉아 자세를 바르게 하는 것이 중요하다.

ICHD-3 11.2 목질환에 기인한 두통
Headache attributed to disorder of the neck
ICHD-3 11.2.1 경부인성두통
Cervicogenic headache
ICHD-3 11.2.2 인두뒤힘줄염에 기인한 두통
Headache attributed to retropharyngeal tendonitis
ICHD-3 A11.2.5 경부근막통증에 기인한 두통
Headache attributed to cervical myofascial pain

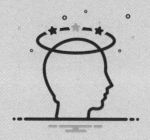

12

약이라고 해서
모두 좋은 것만은 아니다

변독위약(變毒爲藥)이라는 말이 있다. 독이 약으로 된다는 뜻인데, 이렇듯 독과 약은 하나나 마찬가지다.

피부미용과 근질환 등에 사용하는 보톡스는 보툴리눔 독소(botulinum toxin)가 주성분으로, 이는 신경말단에서 근육 수축을 일으키는 아세틸콜린의 분비를 억제하는 매우 강력한 독성물질이다. 하지만 이것을 잘 이용하면 경련을 호전시키고 주름을 완화시킬 수 있다.

반대로 좋은 약도 용량을 잘 맞추지 않거나 엉뚱한 질환에 사용하면 독이 되기도 한다.

두통약이
두통을 일으킨다

두통약 때문에 두통이 생긴다는 것은 일반인은 물론 환자도 이해하기 힘들 것이다. 하지만 두통약의 과용으로 인한 두통은 꾸준히 문제가 되고 있다. 급성기 두통약물을 과다하게 사용할 경우, 삽화편두통이 만성 매일두통으로 변형되게 된다. 두통약을 먹다보니 두통이 생겨 두통약을 끊지 못하게 되고, 그러다보니 두통이 더 악화되는 악순환이 이어진다.

약물남용두통을 일으키는 두통약은 다양하다. 아세트아미노펜(타이레놀) 외에도 진통제의 대표격인 비스테로이드 항염증제(NSAID), 아편유사제, 편두통약인 트립탄과 에르고타민이 모두 포함된다. 일반적인 두통약 대부분이 이에 속한다 생각하면 된다.

약물남용두통을 치료하는 것은 아주 간단하다. 두통약을 끊으면 된다. 하지만 두통약을 끊으면 초반에 두통이 심해지기 때문에 환자에게 미리 이야기를 해주어야 한다. 그리고 두통 예방치료의 병행이 필요하다.

두통약 중단 후 초반에 발생하는 두통을 참지 못하고 다시 두통약을 먹는 경우가 많기 때문에 의사와 환자 사이의 신뢰가 중요하다. 특히 노인환자의 경우 약물남용두통을 잘 이해하지 못하거나 치료의지가 낮은 경우가 많아 치료가 어려운 편이다.

ICHD-3 8.2.1 에르고타민과용두통
Ergotamine-overuse headache
ICHD-3 8.2.2 트립탄과용두통
Triptan-overuse headache
ICHD-3 8.2.3 진통제과용두통
Simple analgesic-overuse headache
ICHD-3 8.2.4 아편유사제과용두통
Opioid-overuse headache

심장약을 먹었는데
머리가 아프다면?

심장질환이나 혈관질환을 앓고 있는 사람은 두통을 자주 겪게 되는데, 일부의 환자에서는 심장약이 원인이 될 수 있다. 강심제 및 아트로핀, 아미오다론, 니페디핀, 니모디핀 등이 흔하게 두통을 일으킨다. 개인의 차이가 있으나 미만성이며 둔한 두통을 나타낸다.

특징적으로 두통을 심하게 일으키는 약물이 바로 실로스타졸(프레탈)이다. 항혈소판제인 실로스타졸은 혈액의 응고를 막는 효과와 함께 혈관을 이완시키는 작용을 한다. 복용 초기에 뇌혈관이 이완되며 박동성 두통을 일으키는 경우가 흔하다. 시간이 지나면서 두통이 호전되는 경우가 많지만, 증상이 심하다면 다른 약으로 변경해보는 것을 고려해야 한다.

ICHD-3 8.1.11 두통 외의 목적으로 장기간 사용된 약물에 기인한 두통
Headache attributed to long-term use of non-headache medication

항정신성약물을 복용하는 사람은
진단이 힘들다

항정신성약물을 사용하고 있는 환자는 두통의 원인을 찾기 어렵다. 정신질환은 흔히 두통을 동반하고, 수면안정제 등은 그 자체로도 삽화편두통이나 긴장형두통을 악화시키는 요인이다. 경우에 따라서는 이러한 약물들을 만성적으로 사용하다가 중단할 때 두통이 발생하기도 한다. 특히 우울증 약으로 주로 쓰이는 삼환계항우울제나 선택적세로토닌재흡수억제제 등이 그렇다.

환자는 본인이 복용하는 약에 수면안정제가 들어있다는 사실을 인지하지 못하기도 하고, 복용중임을 알고 있다하더라도 그것을 가볍게 여기거나 간과하는 경우가 많다. 또한 여러 약물을 함께 복용하는 경우가 많아 환자가 호소하는 두통이 약물에 의한 것인지, 정신질환과 동반된 두통인지, 다른 원인의 두통인지 구분하기가 힘들 때도 있다.

면밀한 병력청취가 중요하나 환자가 두통의 발생 시기 및 양상을 잘 기억하거나 표현하지 못하는 경우가 많아 어려움이 있다.

ICHD-3 8.1.11 두통 외의 목적으로 장기간 사용된 약물에 기인한 두통
Headache attributed to long-term use of non-headache medication

대부분의 약의 부작용, 두통

이런 말을 하기는 좀 미안하지만, 대부분의 약은 두통을 일으킬 수 있다. 요즘은 인터넷에 정보가 잘 정리되어 있기 때문에 약 이름만 치면 복용방법이나 부작용을 쉽게 알 수 있다. 현재 자신이 복용하고 있는 약 이름을 검색해보기 바란다. 아마 대다수의 약이 두통을 일으킨다고 나올 것이다.

대부분의 약이 두통을 일으킨다 하더라도 증상이 경미한 경우가 많고, 약을 중단하면 좋아지기 때문에 심각하게 받아들일 필요는 없겠지만, 투약 전에는 증상이 없었는데 약을 먹으면서 새롭게 나타난 두통을 앓고 있다면 그 원인이 약에 있는지 확인해보는 것이 좋겠다.

ICHD-3 8.1.10 두통 외의 목적으로 간헐적으로 사용된 약물에 기인한 두통
Headache attributed to occasional use of non-headache medication
ICHD-3 8.1.11 두통 외의 목적으로 장기간 사용된 약물에 기인한 두통
Headache attributed to long-term use of non-headache medication

일어설 때마다
두통이 생긴다면?

저뇌척수압에 의한 두통은 매우 특징적이다. 누워있을 때는 두통이 거의 없다가 몸을 일으키거나 서면 극심한 두통이 발생한다. 너무 아파서 다시 누우면 또 두통이 사라진다. 이러한 특징적인 기립성 두통은 대부분 저뇌척수압에 의해 발생한다.

뇌척수압이 낮아지는 가장 대표적인 이유는 뇌척수액누수다. 시술이나 외상 이후에 뇌척수액이 지속적으로 누수 되어 발생하는 두통인데, 요추천자 등의 시술을 받은 경우에 흔하다. 가끔은 허리에 대침을 맞은 후에 발생했다고 이야기하는 환자도 있다. 그 외에도 척추마취나 척수조영술 등을 받은 사람에게서도 발생한다.

시간이 지나면 경막에 발생한 누공이 저절로 막히면서 두통이 호전되는데, 만약 호전이 되지 않는다면 자가혈경막외혈액첩포를 시행해볼 수 있다. 자신의 혈액을 뽑아 요추천자 부위로 주입하는 방법인데, 뇌척수액이 빠져나가는 부위로 혈액이 흘러나가며 누공을 막게 된다.

ICHD-3 7.2 저뇌척수압에 기인한 두통
Headache attributed to low cerebrospinal fluid pressure

ICHD-3 7.2.1 경막천자후두통
Post-dural puncture headache
ICHD-3 7.2.2 뇌척수액누공두통
CSF fistula headache
ICHD-3 7.2.3 자발(특발)저뇌척수압에 기인한 두통
Headache attributed to spontaneous intracranial hypotension

혈액투석이
두통을 일으킨다

혈액투석을 받을 때 혈장과 뇌척수액의 삼투압 차이가 발생하는 경우 뇌세포의 부종이 발생할 수 있다. 이를 투석불균형증후군이라 부르는데, 두통 및 오심, 구토 등의 증상으로 시작해서 의식저하까지 발생할 수 있다.

혈액투석을 받을 때 발생하는 두통은 이러한 투석불균형증후군과 동반되어 나타날 수 있다. 혈액 투석 후 72시간 내에 호전되는 것이 보통이다.

카페인을 많이 복용하던 사람이라면 혈액 투석에 의한 카페인금단두통도 가능하다.

ICHD-3 8.3.1 카페인금단두통
Caffeine-withdrawal headache
ICHD-3 10.2 투석두통
Dialysis headache

방사선수술 후
나타나는 두통

　뇌의 방사선수술에 후에 나타나는 두통은 방사선수술 때문인지 이전에 있던 두통이 악화된 것인지 구분하기 힘들다. 또한 이러한 두통과 방사선수술과의 연관성을 입증할만한 근거도 부족하다. 다만 방사선수술에 의한 두통은 방사선수술 후 7일 이내에 발생하여 3개월 이내에 사라지는 것으로 알려져 있다.

ICHD-3 A5.7 뇌의 방사선수술에 기인한 두통
Headache attributed to radiosurgery of the brain

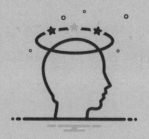

신경세포가
두통을 일으킨다

신경은 두통에 있어 매우 중요한 역할을 한다. 두통을 매개하기도 하고 신경이 손상되면 그에 의한 통증이 발생하기도 한다. 신경의 손상은 회복이 어렵기에 후유증이 오래 지속되기도 한다.

삼차신경통은
안면통증의 흔한 원인이다

삼차신경이란 얼굴과 머리에서 오는 감각을 뇌에 전달하는 5번 뇌신경이다. 삼차신경에 문제가 발생하여 통증이 발생하는 것을 삼차신경통이라고 한다. 삼차신경통은 비교적 흔한 질환으로, 중년 이후의 여성에게서 자주 나타난다.

삼차신경통의 원인은 여러 가지가 있는데, 외상에 의해 신경이 손상되거나 중이염이 삼차신경을 침범해 발생할 수 있다. 신경이 종양, 혈관에 의해 압박을 받기도 한다. 하지만 특별한 원인을 찾지 못하는 경우도 많다.

삼차신경통은 날카로운 송곳으로 찌르는 느낌 혹은 전기충격을 받는 것 같은 느낌이며, 얼굴 전체로 증상이 나타날 수도 있지만 이마와 앞머리 쪽에 국한되어 나타날 수도 있다.

이런 경우 삼차신경통이 아닌 다른 두통으로 오인하는 경우가 많다.

ICHD-3 13.1 삼차신경통
Trigeminal neuralgia

대상포진을
놓치지 말라

대상포진은 어릴 때 감염된 수두 바이러스가 몸 안에서 사라지지 않고 신경절에 남아 있다가 신체의 면역력이 떨어지면 다시 신경을 타고 피부로 내려와 염증을 일으키는 것을 말한다. 심한 통증과 함께 물집이 생기고 약 2주에 걸쳐 고름이 차다가 딱지로 변하게 된다.

대부분은 딱지가 형성되면서 통증이 좋아지는데, 경우에 따라서는 대상포진후신경통이라는 증상이 남게 된다. 전기가 오듯 저리거나 쑤시는 듯한 통증이 지속된다.

대상포진은 특징적인 수포 때문에 진단이 어렵지는 않으나, 발병 초기에는 수포 없이 통증만 있기도 하기 때문에 다른 질환과 구분이 힘들 때가 있다. 특히 삼차신경 중 첫 번째 분지를 침범하는 경우 초기에는 원발찌름두통이나 삼차신경통 등으로 오인되는 경우가 있으니 주의가 필요하다.

ICHD-3 13.1.2.1 급성대상포진에 기인한 통증성 삼차신경병증
Painful trigeminal neuropathy attributed to acute Herpes zoster
ICHD-3 13.1.2.2 대상포진후 삼차신경병증
Post-herpetic trigeminal neuropathy

설인신경통
이란?

귀 안쪽의 통증을 호소하는 환자가 간혹 오는데, 대부분은 이미 이비인후과를 다녀온 후다. 이비인후과 진료를 받아 봐도 아무런 이상이 없다면서 신경과를 찾아오게 된다. 이런 경우 통증의 원인을 찾기가 쉽지 않은데, 일부 환자들은 설인신경통의 양상을 보이기도 한다.

설인신경이란 혀인두신경이라고도 부르며, 이름 그대로 혀와 인두에 분포한다. 이 신경이 손상되는 경우 혀 뒤쪽 1/3의 미각과 내장감각이 사라지게 되며, 설인신경통이 발생하면 삼차신경통과 마찬가지로 찌르는 듯한, 그리고 타는 듯한 통증이 발생하게 된다. 이러한 통증은 귀, 편도, 인두, 혀에 발생할 수 있다.

드물게 통증이 기침이나 쉰 목소리, 실신 등 미주신경 증상과 동반되어 나타날 수도 있다. 신경혈관압박이나 외상, 종양, 아놀드키아리기형 등에 의해 발생하기도 한다.

ICHD-3 13.2 설인신경통
Glossopharyngeal neuralgia

뒷머리가 찌릿거린다면
후두신경통을 떠올려야 한다

뒤통수의 찌르는 듯한 통증이 특징적인 두통으로, 큰뒤통수신경이나 작은뒤통수신경에 의해 발생한다. 수초에서 수분에 이르는 날카롭고 찌르는 통증이 반복되며, 흔히 '머리카락을 만지기만 해도 아프다.'라고 표현하기도 한다.

후두신경을 따라 통증이 분포하지만 경우에 따라서는 전두엽이나 안와 쪽까지 통증이 퍼질 수 있으며, 후두신경의 국소마취에 의해 일시적으로 증상이 호전되기도 한다.

ICHD-3 13.4 후두신경통
Occipital neuralgia

뇌전증은
두통을 동반한다

뇌전증 발작은 신경세포의 과흥분에 의해 발생하는 증상으로, 예전에는 간질, 경기, 경련 등으로 표현하기도 했다. 뇌전증 발작을 일으키는 원인은 매우 다양하다. 저나트륨혈증 등의 전해질 불균형이나 고열, 알코올 금단, 산-염기 이상 등이 흔한 원인인데, 이러한 신체적 이상이 없음에도 뇌전증 발작이 반복되는 경우를 뇌전증이라 부른다.

뇌전증 발작은 한쪽 얼굴, 팔, 다리가 떨리거나 뻣뻣해지는 부분 발작의 형태도 있고, 의식을 잃고 쓰러지며 사지를 떠는 전신 발작도 있다. 흔히 뇌전증이라 하면 이런 전신발작을 뜻하는데, 대부분 수분간의 경련 후 수십 분 간의 혼동상태가 이어지게 된다. 의식이 깨어나면서 환자는 여러 가지 증상을 호소하는데, 두통도 흔하다.

뇌전증 발작에 의해 발생하는 두통은 발작하는 동안 발생하며 수 시간에서 3일 이내에 사라지는 것이 일반적이다.

ICHD-3 7.6 뇌전증발작에 기인한 두통
Headache attributed to epileptic seizure

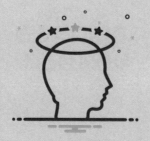

혈관질환을
예방하라

뇌혈관질환은 신경과의 대표적인 질환이다. 흔히 뇌졸중이라 부르는데, 이는 뇌출혈과
뇌경색을 아울러 말하는 단어다. 뇌에 손상이 생기면 다양한 증상이 나타나게 된다.

뇌혈관이 막히면
두통이 생긴다

두통으로 신경과 외래를 찾는 환자 중 상당수는 '제 뇌에 뭔가 문제가 있는 게 아닐까요?'라는 생각을 가지고 있다. 그리고 그 중 제일 걱정하는 것이 바로 뇌졸중이다. 하지만 정작 뇌졸중이 어떤 것인지 정확히 알지 못하는 사람이 대부분이다.

뇌졸중은 뇌혈류에 문제가 생겨 발생하는 질환을 뜻하며, 뇌경색과 뇌출혈을 모두 아우르는 말이다. 뇌경색이란 뇌혈관이 막혀서 뇌세포가 죽는 것을 뜻하고, 뇌출혈이란 뇌혈관이 터져서 뇌 안에 피가 고이는 것을 말한다.

뇌경색 환자의 약 1/3 정도에게 두통이 발생할 수 있다고 하나, 두통이 뇌경색의 주 증상으로 나타나는 경우는 드물다. 즉, 감각이상이나 마비, 어지럼증 등의 신경학적 증상을 동반하지 않은 단독 두통만으로 뇌경색을 의심하는 것은 쉽지 않다는 뜻이다. 다만 드물게 소뇌경색 등에서 두통 단독으로 증상발현이 될 때가 있다.

일과성허혈발작은 일시적인 뇌혈류 부전으로 뇌경색 증상이 나타났다가 다시 혈류가 공급되면서 증상이 나아지는 것을 말한다. 한쪽 팔다리에 마비가 왔다가 1시간 만에 풀린다거나 하는 경우다. 하지만 이런 경우 다시 뇌경색이 재발할 수 있으니 주의를 요한다.

일과성허혈발작에서도 두통이 동반될 수 있는데, 대개 24시간 내에
호전된다.

ICHD-3 6.1 허혈뇌졸중 또는 일과성허혈발작에 기인한 두통
Headache attributed to ischemic stroke or transient ischemic attack

뇌혈관이 터져도
두통이 생긴다

뇌졸중에 의해 발생하는 두통 중 사람들에게 가장 강하게 인식되어 있는 것이 바로 뇌출혈일 것이다. 갑자기 뇌혈관이 파열되면서 벼락이 치듯 강렬하고 급작스러운 두통이 발생하는 것이 특징이다. 두통 단독으로 나타날 수도 있고 마비, 감각이상, 어지럼증, 시야장애, 구토 등의 신경학적 증상을 동반할 수도 있다.

뇌출혈에서의 두통은 뇌압상승보다는 국소압박이나 동반된 거미막하출혈 등에 의해 발생한다고 알려져 있다. 뇌출혈에서의 두통은 뇌경색에 비해 심하고 흔하다. 신경학적 동반증상이 미약할 때가 있어서 소량의 뇌출혈 같은 경우에는 환자가 스스로 걸어서 신경과 외래로 찾아오기도 한다.

ICHD-3 6.2 비외상성 두개내출혈에 기인한 두통
Headache attributed to non-traumatic intracranial haemorrhage
ICHD-3 6.2.1 비외상성 뇌내출혈에 기인한 두통
Headache attributed to non-traumatic intracerebral haemorrhage

뇌동맥류는
언제 터질지 모르는 시한폭탄이다

대학병원에서 인턴으로 근무하던 시절, 기억에 남는 환자가 있다. 고등학생 정도의 남자아이였는데 집에 혼자 있다가 뇌동맥류가 터져서 쓰러졌다. 뇌동맥류 파열은 대부분 엄청난 두통을 동반하고, 심지어는 즉시 사망까지 이를 수 있는 질환이다. 그 죽을 듯한 고통 속에서, 희미해져가는 의식 속에서 그는 전화기까지 기어가 119에 살려달라고 신고를 하고 쓰러졌다. 구급대원은 그를 바로 병원으로 이송했고, 그는 뇌동맥류를 코일로 막는 시술을 받고 호전되었다. 처음에는 사람도 잘 못 알아보고 짐승처럼 몸부림을 쳤지만 일주일이 지나니 대화가 가능할 정도였다. 수년 후에 병원에서 다시 만날 기회가 있었는데 그때는 이미 뇌출혈 후유증을 거의 찾아볼 수 없었다.

이렇듯 뇌동맥류 파열에 의한 거미막하출혈은 갑작스럽게 발생해 매우 극심한 두통을 유발한다. 그렇기 때문에 환자는 평범한 두통이 아님을 직감하고 119를 불러 응급실로 오게 된다.

하지만 항상 그런 것은 아니다. 머리가 아프고 속이 미식거린다고 외래로 걸어왔다가, CT 검사를 받으러 가던 도중 뇌출혈이 재발해 바로 쓰러진 환자도 있다. 이렇게 경미한 증상을 동반한 거미막하출혈은 편두통과 혼동될 때가 있다. 그렇기에 편두통과 유사한 두통이 처음 나타났다면 뇌CT 등의 검사를 통해 거미막하출혈 등의 질환을 감별하는 것이 좋다.

파열이 되지 않은 뇌동맥류도 뇌동맥류가 커지면서 두통을 일으킬 수 있다. 특히 동안신경마비를 동반한 두통은 후교통대뇌동맥이나 경동맥 말단부의 뇌동맥류에 의한 증상 여부를 꼭 확인해야 한다.

ICHD-3 6.2.2 비외상성 거미막하출혈에 기인한 두통
Headache attributed to non-traumatic subarachnoid haemorrhage (SAH)
ICHD-3 6.3.1 소낭동맥류에 기인한 두통
Headache attributed to unruptured saccular aneurysm

혈관조영술을 받을 때
두통이 생길 수 있다

앞에서 뇌동맥류에 의한 거미막하출혈의 경우 코일로 뇌동맥류를 막는 시술을 한다고 말한 바 있다. 바로 뇌혈관조영술이다. 이것을 조금 더 자세히 설명해보자면, 사타구니 등에 카테터라고 하는 가느다란 관을 삽입한 후 관찰하고자 하는 뇌혈관까지 접근하여 조영제를 주입해 혈관의 상태를 확인하고 경우에 따라서는 카테터를 통해 의학용으로 개발된 특수코일을 뇌동맥류 안에 채워 넣어 파열을 막는 것이다.

미파열 뇌동맥류의 치료를 위해 혈관조영술을 하는 환자의 경우 혈관조영술 중 새로운 두통을 느낄 수도 있다. 이는 주로 두 가지 원인에 의하는데, 두개내혈관내시술에 의한 두통이 하나이고, 혈관조영술두통이 나머지 하나다.

두개내혈관내시술에 의한 두통이란, 말 그대로 뇌동맥류 등의 치료를 위한 시술이나 뇌혈관질환에 대한 풍선확장술 등을 시행할 때 수초 이내에 시술부위에 심한 두통이 나타나는 것이다. 대부분 급격히 호전되며 24시간 이상 지속되지 않는다.

또 하나는 혈관조영술두통인데, 혈관조영술을 시행하는 도중에 발생하며 주로 작열감을 동반하는 미만성 두통이다. 편두통의 양상으로 나타나기도 하며 대부분 72시간 이내에 사라진다. 아마도 조영제에 의해 유발된 두통일 것으로 생각된다.

ICHD-3 6.7.1 두개내혈관내시술에 기인한 두통
Headache attributed to an intracranial endovascular procedure
ICHD-3 6.7.2 혈관조영술두통
Angiography headache

관자놀이에서
혈관이 만져진다면?

한쪽 관자놀이에 심한 두통과 함께 동맥이 딱딱하게 만져지는 경우 측두동맥염을 의심해볼 수 있다. 혈관의 염증에 의해 발생하며, 경우에 따라서는 음식을 씹을 때 턱의 통증을 동반할 수도 있다.

고용량의 스테로이드 치료를 하면 3일 이내에 증상이 호전되는 경우가 많고, 치료가 적절히 되지 않을 경우 전방허혈시신경병증에 의해 실명이 일어날 수도 있으니 주의가 필요하다.

혈액검사상 적혈구 침강 속도가 증가되어 있는 것을 확인하는 것이 진단에 도움이 된다.

ICHD-3 6.4.1 거대세포동맥염에 기인한 두통
Headache attributed to giant cell arteritis(GCA)

전립선약은
기립 저혈압을 일으킨다

기립 저혈압이란 누워 있다가 갑작스럽게 일어날 때, 혹은 오래 서 있을 때 일시적으로 혈압이 떨어지는 증상을 말한다. 대부분 핑 도는 어지럼증을 느끼게 되는데, 가장 대표적인 원인은 전립선비대증 약의 부작용이다. 그 외에도 자율신경의 기능을 교란할 수 있는 많은 원인에 의해 발생한다.

기립 저혈압은 어지럼증으로 발현되는 경우가 흔하지만, 약 75%의 환자에서는 후두부와 목의 통증을 동반하기도 한다. 이러한 두통은 반듯이 누우면 자연스럽게 호전된다.

ICHD-3 8.1.11 두통 외의 목적으로 장기간 사용된 약물에 기인한 두통
Headache attributed to long-term use of non-headache medication
ICHD-3 A10.7 기립(체위)저혈압에 기인한 두통 또는 목통증
Head and/or neck pain attributed to orthostatic (postural) hypotension

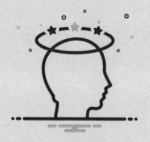

응급두통이란?

지금까지 두통을 일으킬 수 있는 다양한 원인에 대해 알아봤다.

그렇다면 당장 병원에 꼭 가야 하는 두통의 증상은 어떤 것일까?

꼭 병원에 가야 하는
두통

두통에 있어 가장 중요한 것은, 이 두통이 단순한 원발두통인지 다른 질환 때문에 발생한 이차 두통인지를 구분하는 것이다. 이차 두통의 진단이 늦어지는 경우 심각한 합병증을 겪을 수 있기 때문이다. 다만 이차 두통 여부를 가늠하는 것은 숙련된 신경과의사가 아니면 쉽지 않은 일이다.

두통을 겪고 있는 환자들이 검사를 필요로 하는 이차두통을 감별하기 위해 알아두어야 할, 즉 꼭 병원에 가야 하는 두통의 조건을 말해두고자 한다.

대한두통학회에서는 이러한 응급두통의 증상을 다음과 같이 설명하고 있다.

1) 새로운 형태의 심한 두통이 갑자기 시작될 때
2) 두통이 수일이나 수주에 걸쳐 점차 심해지는 경우
3) 일반 진통제를 수일 복용하였으나 증상의 호전이 없는 경우
4) 과로, 긴장, 기침, 용변 후 또는 성행위 후에 두통이 나타나는 경우
5) 50세 이후에 처음으로 두통이 시작되었을 때

6) 구역과 구토가 동반되고 구토증상이 점차 심해지는 경우

7) 열이 나고 목이 뻣뻣하며, 전신 무기력, 근육통, 관절통 등이 있는
경우

8) 점차 시력이 떨어지고 팔, 다리에 힘이 없거나 걸을 때 균형을 잡기
힘든 경우

9) 의식수준이 떨어져 혼미하거나 자꾸 졸거나 자려고 하는 경우

10) 과거에 경련발작을 했던 적이 있거나 머리를 다친 후 두통이 발생
한 경우

11) 다른 이유로 항응고제를 사용 중인 경우

12) 임신 중이거나 암으로 치료중인 경우

이런 증상이 있을 때에는 지체 없이 병원을 찾아야 한다. 두통의 기질
적 원인이 있을 수 있기 때문이다.

두통의 원인에 대해 쓰기 시작했던 것은 꽤 오래전부터였다. 글을 모아 나중에 책으로 내면 좋겠다고 생각했는데, 결실을 이루는 데까지 생각보다 오랜 시간이 걸렸다. 하루, 이틀 미루던 일이 한 달, 두 달을 거쳐 수년이 넘게 흘렀다. 배상우 선생님의 전폭적인 도움과 조언이 없었더라면 끝을 보지 못했을지도 모른다.

의료원에서 외래진료를 보다 보면 세상에 두통 환자가 이렇게 많았나 싶다. 두통에 대한 비밀을 알 수 있을 거라는 기대를 품고 온 환자들에게 자세한 설명을 해주지 못하는 아쉬움을 책에 담고자 했는데, 막상 101가지를 담고 보니 턱없이 부족함을 느끼게 된다. 그래도 환자들에게 조금이나마 도움이 되었으면 하는 바람을 가져본다.

책을 쓰는 데 도움을 주신 분들이 너무나 많다. 함께 고민을 나누었던 수많은 환자분들이 아니었다면 이 책은 나오지 못했을 것이다.

공동집필을 하시느라 고생하신 배상우 원장님께 무한한 감사의 마음을 전한다.

두통 분야의 명의이시며 아시아두통학회 회장이신 정진상 교수님께서 책의 내용을 검토해주시고 멋진 추천사를 써주신 것은 정말 영광이 아닐 수 없다.

정신질환 파트를 감수해주신 천안 굿모닝정신건강의학과의원 전미경

원장님께도 감사드리고, 책을 쓰는 동안 힘이 되어준 아내 나경이와 두 딸 보경, 유빈에게 감사와 사랑을 보낸다.

EPILOGUE - 배상우

　대학병원 수련의 시절 및 종합병원에서의 봉직의 생활 동안 수많은 두통 환자를 진료했던 기억이 떠오른다. 자세한 병력을 들어보고 싶어도 부족한 진료시간과 산더미 같은 업무들 때문에 그러지 못했던 아쉬움이 있다. 물론 위급한 이차 두통 환자가 많이 몰리는 대학병원의 특성상 어쩔 수 없는 일이었지만, 자세한 병력청취 및 신경학적 검사를 하지 못하고 뇌 CT와 MRI만 무수히 찍어대는 스스로에게 자괴감마저 느끼곤 했다.

　긴 봉직의 생활을 끝내고 조그마한 의원의 원장이 되어보니 의외로 다양한 원인의 원발두통 환자를 많이 만날 수 있었다. 개원 초창기에는 시간 여유가 있어 환자들과 이야기를 많이 나누다 보니 두통의 치료뿐만 아니라 원인 제거, 즉 예방도 얼마나 중요한지 새삼스럽게 깨닫게 되었다.

　'두통의 원인'이라는, 환자에게 직접적으로 도움이 될 수 있는 신선한 아이템을 기획하고 함께 출간하게 해준 권준우 선생님에게 무한한 감사와 고마움을 표한다. 이 책이 환자뿐만이 아니라 두통을 공부하는 일반의나 의과대학생들에게도 도움이 되리라 믿는다.

　신경과 의사로서 친형제 같이 보낸 20년 세월이 떠오른다.

　끝으로 옆에서 묵묵히 내조해준 아내 영경이, 나의 보물 성용, 준용이에게도 사랑을 전하고 싶다.